Berino Schmid

Hand- und Fingermudras

vianova
Verlag Via Nova

Hinweis: Der Erfolg der beschriebenen Übungen hängt von jedem einzelnen ab, und es kann keine Garantie dafür vom Verfasser übernommen werden. Ebenso ersetzen die beschriebenen Übungen keinen Arztbesuch und heben eine ärztliche Anordnung nicht auf.

1. Auflage 2015

Verlag Via Nova, Alte Landstr. 12, 36100 Petersberg

Telefon: (06 61) 6 29 73

Fax: (06 61) 96 79 560

E-Mail: info@verlag-vianova.de

Internet: www.verlag-vianova.de

Umschlaggestaltung: Guter Punkt, München

Satz: Sebastian Carl, Amerang

Druck und Verarbeitung: C.H. Beck, 86720 Nördlingen

ISBN 978-3-86616-321-8

Berino Schmid

Hand- und Fingermudras

Klare Gedanken und positive Gefühle

vianova
Verlag Via Nova

Inhalt

Einführung

Wir können eine Lebenssituation nicht ändern, aber die Art, wie wir darauf reagieren. Lebenskunst ist die Kunst, den Höhen und Tiefen des Lebens mit gleichmäßiger Souveränität begegnen zu können.

Oft können störende Gedanken oder heftige Emotionen ein starkes Unwohlsein hervorrufen. Langfristig können sich diese emotionalen und mentalen Blockaden negativ auf die körperliche Gesundheit auswirken. Alles ist Energie. Auch unser Denken und Fühlen. Sind wir an das Denken oder Fühlen gebunden, dann können Energieblockaden entstehen. Da setzt das Konzept an, dass mit speziellen Hand und Fingerpositionen störende Gedanken und Emotionen durchbrochen werden und der Praktizierende wieder ins körperliche und geistige Gleichgewicht kommt. Zum Teil sind einfache Bewegungsabfolgen Bestandteil der Übungen. Die eigene Energie wirkt sich nicht mehr destruktiv gegen einen selbst aus, sondern kann positiv als tragende Kraft genutzt werden. Die Übungen können aber auch täglich angewendet werden, als seelisches und körperliches Wellness-Programm.

Aus eigener Erfahrung weiß ich, wie schnell immer wiederkehrende Gedanken oder starke emotionale Reaktionen einen selbst blockieren können. Es ist schnell passiert, dass man sich schon so stark in diese Spirale reingeschraubt hat, dass es sehr schwierig ist, wieder allein herauszukommen. Oder aber man hat ein tolles Wochenende verbracht, vielleicht mit tiefen Meditationen, hat aber Mühe, das hohe Energieniveau aufrechtzuerhalten. Da kann sich das vorliegende Übungskonzept als sehr hilfreich erweisen. Das bestätigen mir tagtäglich meine Patienten und Klienten in meiner Praxis.

„Hilfe zur Selbsthilfe“: Dieser Idee entsprungen und auf Grund empirischer Erfahrung habe ich die Mudras selbst entwickelt. An mir selbst erprobt, hat es mir, aber auch vielen Patienten und Klienten geholfen, einen gesunden Umgang mit den eigenen Gedanken und Gefühlen zu finden, um auch im Alltag das seelische und körperliche Gleichgewicht beizubehalten oder jederzeit zu der eigenen Kraftquelle zurückzukehren. Lebenskünstler zu sein ist nicht nur wenigen Auserwählten vorbehalten. Die Kunst, den Höhen und Tiefen des Lebens mit gleichmäßiger Souveränität begegnen zu können, ist eine Lebenseinstellung, eine Haltung, welche unsere inneren Kräfte mobilisiert und unsere wahre Natur zum Ausdruck bringen kann.

Jede Anleitung beginnt mit einem Zitat. Diese Zitate transportieren eine Botschaft, eine Information, eine Energie, über die man sich als Erstes berühren, inspirieren und verinnerlichen kann.

Alles ist Energie. Was wir denken, führt zum Fühlen. Wie wir denken und fühlen, ist stark geprägt von den Erfahrungen, welche wir im Leben gemacht haben. Das Denken und Fühlen beeinflusst sehr stark die Handlungsebene. Deswegen ist es nicht unerheblich, sich seiner mentalen, emotionalen

Verhaltensmuster bewusst zu werden, um nachhaltig etwas im eigenen Leben verändern zu können.

Zu Beginn und am Schluss der Übungsanleitungen habe ich Reflexionen auf diesen drei Ebenen aufgeführt mit dem Ziel, dass man nach innen geht, sich selbst reflektiert und mit einer gewissen Fragestellung gegenüber sich selbst eine Standpunkt-Analyse vornimmt.

Ich empfehle, mit geschlossenen Augen zu praktizieren. Die meisten Menschen können besser mit geschlossenen Augen wahrnehmen.

Während man eine Übung durchführt, sollte man bewusst tief durch die Nase einatmen und durch den halb geschlossenen Mund ausatmen.

Um die Übungsanleitung zu vereinfachen, habe ich die direkte Du-Ansprache gewählt.

Wie lange du in einer bestimmten Position bleibst, ist dir überlassen. Folge deinen inneren Impulsen.

Es empfiehlt sich, mit Offenheit, aber ohne Erwartung zu praktizieren. Was genau vor sich geht, kann man mit dem Intellekt nicht immer erfassen. Aber vertraue darauf, dass in dem Moment, wo du praktizierst, nichts Falsches geschieht, sondern sich alles zu deinem Besten entwickeln wird.

Praktizieren heißt Verantwortung übernehmen. Du nimmst nicht mehr alles hin, sondern nimmst dein Leben aktiv in die Hand.

Mit etwas Übung und wenn dir die einzelnen Positionen geläufig sind, kannst du diese auch geistig einnehmen. Das kann unter gewissen Umständen sehr praktisch sein. Wenn du mit dem Buch arbeitest, kannst du täglich oder zu bestimmten Themen spontan eine Seite aufschlagen. In diesem

Fall steht dir dann ein passendes Zitat mit einer gezielten Übung dazu zur Verfügung. Du kannst davon ausgehen, dass dies dann genau passt und in dem Moment richtig ist.

Bei Fragen stehe ich jederzeit gerne zur Verfügung. Natürlich freue ich mich auch über jedes Feedback. Am Ende des Buchs findest du meine Kontaktdaten.

In diesem Sinne wünsche ich viel Freude und Spaß beim Praktizieren und Lesen.

1. Vertrauen

Vertrauen bildet das Fundament unseres Daseins.

Mentale Ebene: Gegenüber welchen Situationen und Personen fühle ich mich unsicher?

Emotionale Ebene: Wie fühle ich mich in Bezug auf bestimmte Situationen oder Personen?

Körperliche Ebene: Wo und wie fühle ich meine Unsicherheit? Wie ist der Stand? Sind beide Füße gleichmäßig belastet?

Ausgangsposition: Stehend

Position der linken Hand:

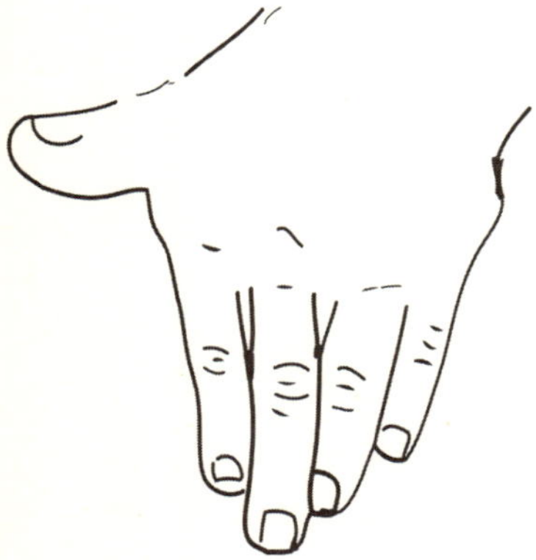

Alle Fingerspitzen, den Daumen ausgenommen, werden direkt unter dem Bauchnabel so platziert, dass die Finger in Richtung Boden weisen. Die Finger liegen eng aneinander. Die Handinnenseite wird etwas angehoben, so dass damit kein Körperkontakt entsteht.

Position rechte Hand:

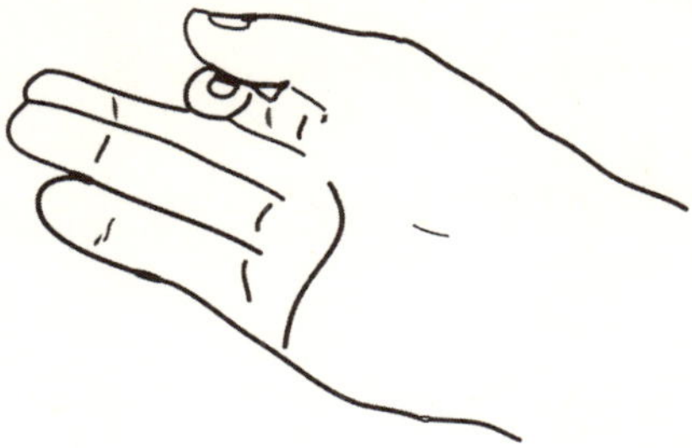

Die Fingerbeeren von Zeigefinger und Daumen werden zusammengeführt. Die anderen Finger werden in einer lockeren Streckstellung gehalten. Die Kleinfingerkante liegt fingerbreit oberhalb des Bauchnabels. Die Handinnenseite zeigt in Richtung Decke.

Die linke und die rechte Hand berühren sich.

Mehrmals durch die Nase einatmen und durch den halb geschlossenen Mund ausatmen. Dann die Fingerposition lösen und etwas nachspüren.

Die Reflexionen vom Anfang wiederholen. Die Übung kann beliebig oft wiederholt werden.

Die **Anwendung** soll das Vertrauen auf allen Ebenen stärken

2. Mut

Mut durchbricht die Mauer der Angst.

Mentale Ebene: Für welche Situation ist mein ganzer Mut erforderlich?

Emotionale Ebene: Wie und was fühle ich im inneren Kontakt zu den Situationen, welche meinen Mut erfordern?

Körperliche Ebene: Wo und wie spüre ich diese Situationen, welche meinen Mut erfordern? Wie ist dabei mein Bodenkontakt?

Ausgangsposition: Stehend

Position der linken Hand:

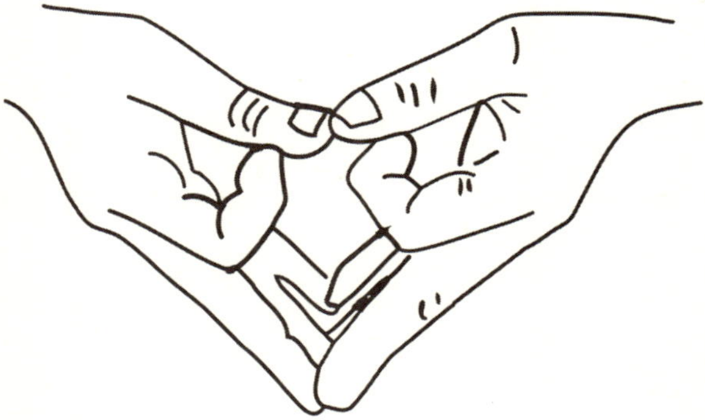

Die Fingerkuppen von Daumen und Zeigefinger berühren sich leicht. Dabei werden die anderen Finger in einer leichten Streckstellung gehalten.

Position der rechten Hand ist gleich wie die der linken Hand.

Beide Hände werden so zusammengeführt, dass sich die Fingerkuppen von Kleinfinger, Ringfinger, Mittelfinger und Daumen berühren und in Richtung Boden weisen. Dabei kommen die Daumen genau auf den Bauchnabel zu liegen.

Ein paarmal tief durch die Nase einatmen und durch den halb geschlossenen Mund ausatmen. Dann die Handposition lösen, nachwirken lassen und die Kraft von Mut und Vertrauen spüren.

Die Reflexionen vom Anfang nochmals wiederholen. Die Übung kann beliebig oft und bei Bedarf wiederholt werden.

Die **Anwendung** soll Mut und innere Stärke anregen.

3. Freude

Freude ist Ausdruck unserer Dankbarkeit, mit der wir die Welt beschenken.

Mentale Ebene: In welchen Situationen habe ich die Tendenz, negativ zu denken?

Emotionale Ebene: In welchen Situationen fühle ich mich schwer?

Körperliche Ebene: Wo und wie fühlt sich diese Schwere körperlich an?

Ausgangsposition: Sitzend, Füße haben Bodenkontakt.

Position der linken Hand:

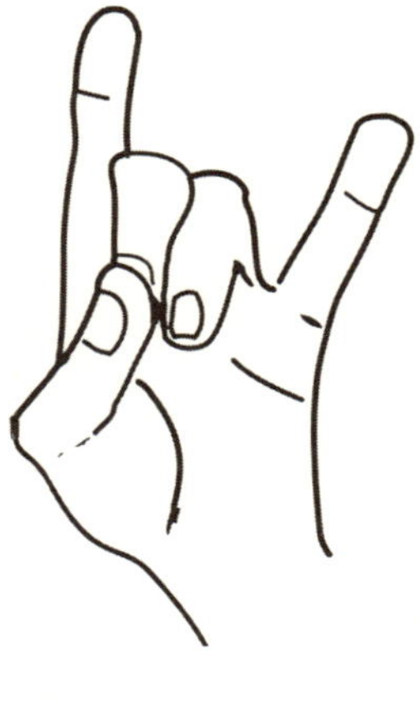

Die Daumenkuppe berührt den Fingernagel des Mittelfingers. Mittelfinger und Ringfinger sind leicht angewinkelt. Kleinfinger und Zeigefinger sind in einer leichten Streckstellung. Die Hand kommt so an den Körper zu liegen, dass die Kleinfingerspitze das rechte Schlüsselbein berührt und die Spitze des Zeigefingers an das linke Schlüsselbein positioniert wird. Die leicht angewinkelten Ring- und Mittelfinger liegen locker auf dem Brustbein.

Position der rechten Hand: Fingerposition wie die der linken Hand, wobei diese über die linke gelegt wird. Zeigefinger und Kleinfinger kommen dabei etwas seitlich am Hals zu liegen.

Ein paarmal tief durch die Nase einatmen und durch den halb geschlossenen Mund wieder ausatmen.

Dann die Fingerposition lösen. Spüren, wie Leichtigkeit und Fröhlichkeit einziehen. Reflexionen vom Anfang wiederholen. Kann beliebig oft wiederholt werden.

Die **Anwendung** kann bei gedrückter Stimmung helfen.

4. Klarheit

Wenn du heute im Dunkeln tappst, so sei dir gewiss, dass dies die Phase ist, in der sich dein Geist Klarheit verschafft, um Licht ins Dunkle zu bringen.

Mentale Ebene: In Bezug auf welche Situationen brauche ich Klarheit? Welche Situationen erscheinen mir aussichtslos? Bin ich lösungs- oder problemorientiert?

Emotionale Ebene: Wie nehme ich mich in problematischen Phasen wahr?

Körperlich Ebene: Wie reagiert mein Körper, wenn ich mich in scheinbar ausweglosen Situationen befinde? Wie ist dann in der Regel mein Verhalten?

Ausgangsposition: Sitzend, Füße haben Bodenkontakt.

Position beider Hände:

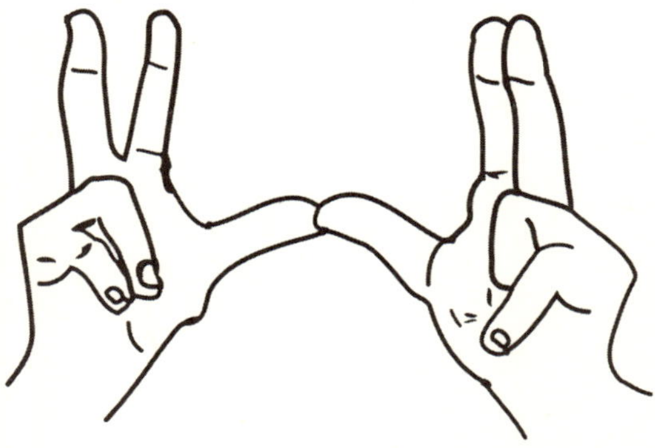

Die Daumen der linken und rechten Hand werden auf die Mitte der Stirn platziert, wobei diese sich gegenseitig berühren. Zeigefinger und Mittelfinger beider Hände liegen seitlich am Kopf. Ringfinger und Kleinfinger haben keinen Körperkontakt und werden seitlich etwas abgewinkelt.

In dieser Position warten, bis es leicht im Kopf wird. Oft wird es wie „Licht im Kopf" beschrieben.

Dann die Position lösen. Nachspüren und die Reflexionen vom Anfang nochmals wiederholen. Kann beliebig oft wiederholt werden.

Anwendung: um Abstand zu gewissen Situationen zu bekommen, um den Focus auf Lösungen zu richten. Vertreibung von sorgenvollen Gedanken.

5. Loslassen

Im Loslassen ist nichts verloren, sondern alles gewonnen.

Mentale Ebene: Welche Dinge halte ich fest?

Emotionale Ebene: Wie fühle ich mich, wenn ich Dinge oder Personen festhalte?

Körperliche Ebene: Wo und wie spüre ich die festgehaltenen Anteile?

Ausgangsposition: Stehend

Position beider Hände:

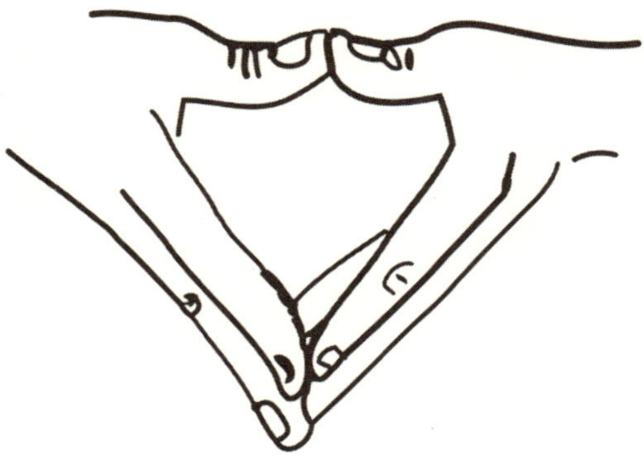

Beide Hände werden so zusammengeführt, dass sie ein Dreieck bilden, wobei die Fingerspitzen in Richtung Boden weisen. Die Daumen kommen auf Höhe des Bauchnabels zu liegen. Innerlich mit der Thematik in Kontakt gehen, welche das Loslassen erfordert. Es kann sich dabei um einen geliebten Menschen, eine Situation oder einen Warenwert handeln.

In dieser Position laut folgender Affirmation sprechen: „Ich erlaube allen Anteilen in mir, loszulassen- jetzt!“ Mit dem Wort „jetzt” wird die Position schnell losgelassen.

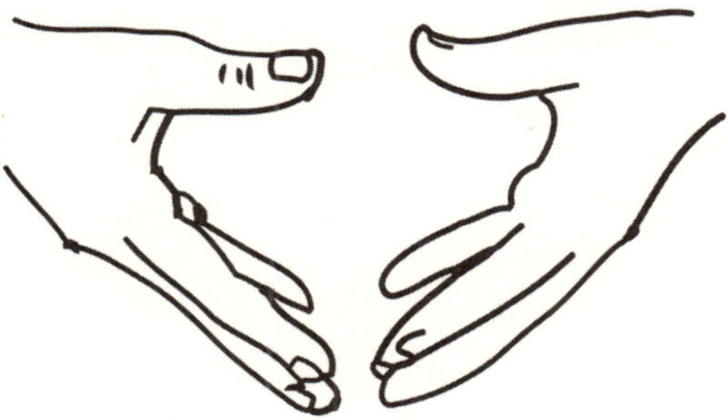

Dann nachspüren. Die Reflexionen vom Anfang wiederholen. Was hat sich verändert? Die Übung kann mehrmals wiederholt werden.

Anwendung: Unterstützung beim Loslassen von Personen, Situationen oder Dingen, die festgehalten werden.

6. Die Veränderung

Wir sollten uns Veränderungen gegenüber wie gute Gastgeber verhalten: Das Alte, das gehen will, mit Dankbarkeit ziehen lassen, und das Neue, welches bereits vor der Tür steht, herzlich willkommen heißen.

Mentale Ebene: Wie offen denke ich über neue Situationen und Personen, welche in mein Leben treten wollen?

Emotionale Ebene: Was fühle ich gegenüber neuen Situationen und Personen, welche in mein Leben treten wollen?

Körperliche Ebene: Spüre ich körperliche Verspannungen im inneren Kontakt gegenüber neuen Situationen und Personen, welche in mein Leben treten wollen?

Ausgangsposition: Sitzend

Ausgangsposition linke Hand: Die Fingerkuppen von Zeigefinger, Mittelfinger, Ringfinger und Kleinfinger werden locker auf Höhe des Brustbeins unterhalb des rechten Schlüsselbeines angesetzt. Es wird dabei eine leichte Hohlhand gebildet.

Ausgangsposition rechte Hand: Die Handposition entspricht der linken Hand. Die rechte Hand wird dabei an der linken Stirnseite unterhalb des Haaransatzes angesetzt.

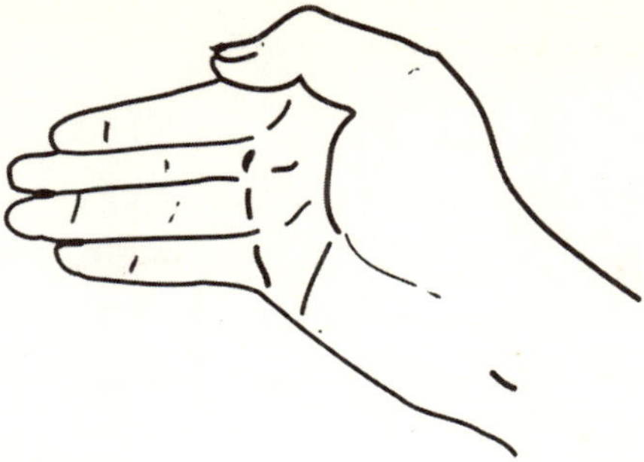

Folgende Affirmation wird während der Ausführung der Übung gesprochen:

„Ich verabschiede das Alte mit Dankbarkeit und heiße das Neue willkommen- jetzt!"

Dabei werden gleichzeitig gegenseitig beide Hände von der einen Seite auf die andere gezogen.

Nachspüren und Reflexionen vom Anfang wiederholen. Hat sich was verändert? Kann mehrmals und bei Bedarf wiederholt werden.

Anwendung: Regt die Offenheit gegenüber Veränderung an. Hilft Umbruchphasen schneller zu bewältigen.

7. Charisma

Charisma ist der Ausdruck innerer Größe.

Mentale Ebene: Wie denke ich über mich selbst? Wie schätze ich mich selbst ein? Wie selbstsicher bin ich?

Emotionale Ebene: In welchen Situationen oder gegenüber welchen Personen fühle ich mich klein?

Körperliche Ebene: Was für eine Körperhaltung nehme ich ein, wenn ich mich schwach fühle?

Ausgangsposition: Stehend

Position linke Hand:

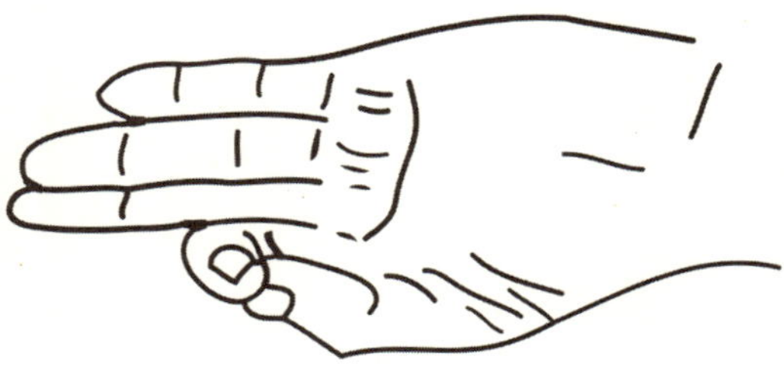

Daumen und Zeigefinger werden zusammengeführt, so dass sich die Fingerbeeren berühren. Die Öffnung, welche Daumen und Zeigefinger bilden, wird auf den höchsten Punkt des Kopfes gelegt (Kronenchakra), so dass die Kleinfingerkante in Richtung Decke weist. Die anderen Finger sind leicht gestreckt.

Position rechte Hand:

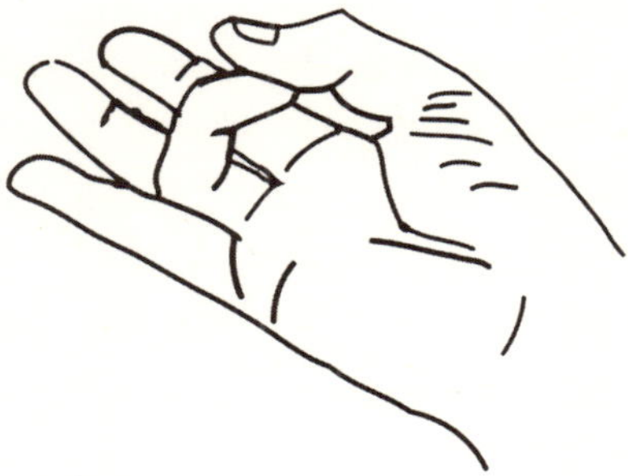

Ringfinger und Daumen werden zusammengeführt, so dass sich die Fingerbeeren berühren. Die anderen Finger sind leicht gestreckt. Die Hand wird in dieser Position eine Handbreit unter den Bauchnabel angelegt. Dabei hat die Kleinfingerkante Körperkontakt und die Handinnenfläche weist in Richtung Decke.

Warten, bis sich der Körper in dieser Position eingependelt hat. Die innere Aufrichtung und die Kraft der eigenen Größe spüren.

Anwendung: Vor einer Präsentation oder einem Vortrag. Vor einem Vorstellungsgespräch. Wenn man die Tendenz hat, sich klein zu machen. Bei Niedergeschlagenheit.

8. Verschiedene Realitäten

Je mehr Raum du dir selbst gibst, desto vielfältiger kann sich dir das Leben präsentieren.

Mentale Ebene: Welche Bereiche meines Lebens klammere ich aus? Gibt es Personen oder Situationen, gegenüber denen ich intolerant bin?

Emotionale Ebene: Welche Bereiche meines Lebens geben mir ein Gefühl der Enge?

Körperliche Ebene: In welchen Bereichen meines Lebens übe ich Zurückhaltung?

Ausgangsposition: Sitzend, Füße haben Bodenkontakt.

Position beider Hände:

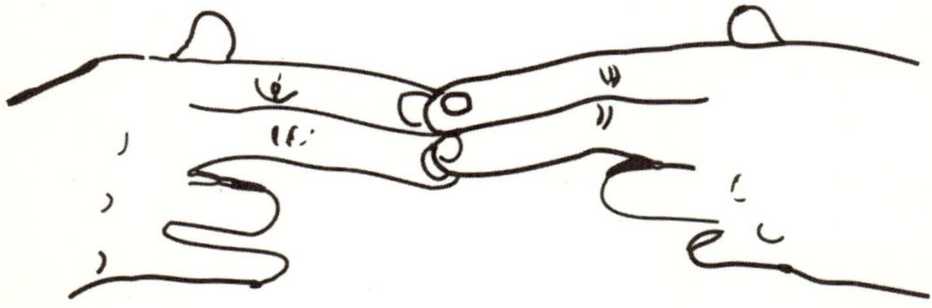

Der Daumen der linken Hand kommt an die linke Schläfe zu liegen. Der Daumen der rechten Hand wird an die rechte Schläfe gelegt. Zeigefinger und Mittelfinger beider Hände werden ohne Druck auf den höchsten Punkt (Kronenchakra) des Kopfes gelegt. Die anderen Finger bleiben leicht angewinkelt, ohne im Körperkontakt zu sein.

Ein paarmal tief durch die Nase einatmen und durch den halb geschlossenen Mund ausatmen. Spüren, wie sich der innere Raum und der Geist weiten. Reflexionen vom Anfang wiederholen. Was hat sich verändert? Die Übung kann beliebig oft wiederholt werden.

Anwendung: um mit anderen Meinungen und Ansichten leicht umgehen zu können. Unterstützung beim Übergang in neue Lebenssituationen.

9. Gleichgewicht

Gleichgewicht entsteht, wenn alles gleich gewichtet wird.

Mentale Ebene: Welche Dinge bringen mich aus dem Gleichgewicht?

Emotionale Ebene: Wie empfinde ich es, wenn ich aus meinem Gleichgewicht bin? Wie fühlt sich das an?

Körperliche Ebene: Wie reagiert mein Körper darauf, wenn ich nicht in meiner Mitte bin? Wie ist dann mein Verhalten gegenüber meinen Angehörigen und Menschen, die mich umgeben?

Ausgangsposition: Sitzend, Füße haben Bodenkontakt.

Position linke Hand: Es wird mit der linken Hand eine Schale gebildet, wobei die Handinnenseite in Richtung Decke weist.

Die Hand wird in dieser Stellung locker auf Höhe Oberbauch (Solarplexus) positioniert.

Position rechte Hand:

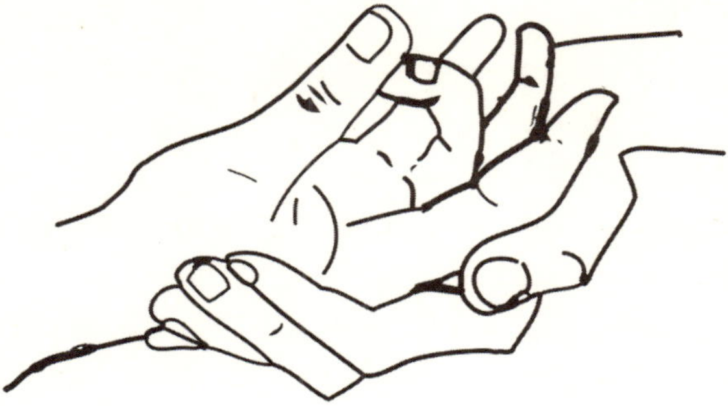

Daumen und Mittelfinger werden zusammengeführt, so dass sich die Fingerbeeren locker berühren.

Die anderen Finger bleiben leicht angewinkelt. Die rechte Hand wird in dieser Position locker in die linke Hand gelegt.

In dieser Position einige Atemzüge tief durch die Nase einatmen und durch den halb geschlossenen Mund ausatmen. Spüren, wie sich jegliche angestauten Emotionen neutralisieren. Die Position lösen und etwas nachspüren. Reflexionen vom Anfang wiederholen. Was hat sich verändert?

Kann mehrmals und bei Bedarf wiederholt werden.

Anwendung: In Situationen, bei denen ein klarer Kopf beibehalten werden muss. Wenn Emotionen aus dem Ruder zu laufen scheinen. Um allgemein wieder die Oberhand über seine eigenen Gefühle zu erlangen. Zur allgemeinen Beruhigung. Um Verstand und Gefühl ins Gleichgewicht zu bringen.

10. Stille

Jenseits der Stille hört man das Wesentliche.

Mentale Ebene: Wie oft suche ich bewusst die Stille auf? Fällt es mir leicht, auf die Stimme meines Herzens zu hören?

Emotionale Ebene: Bin ich ruhig? Kann ich innerlich still werden?

Körperliche Ebene: Wo und wie kann ich innere Unruhe körperlich spüren? Wie verhalte ich mich gegenüber den Menschen in meinem Umfeld, wenn ich unruhig bin?

Ausgangsposition: Sitzend, Füße haben Bodenkontakt.

Position beider Hände:

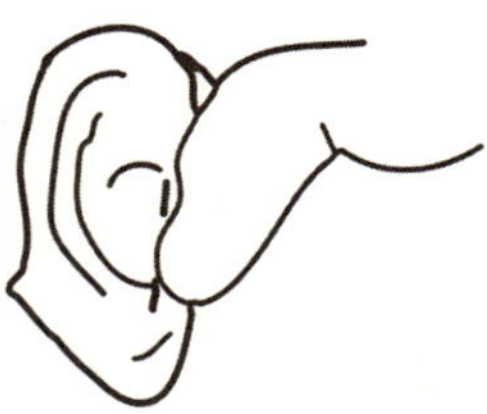

Der linke Daumen wird mit leichtem Druck auf den linken Tragus, der rechte Daumen auf den rechten Tragus – siehe Bild – positioniert.

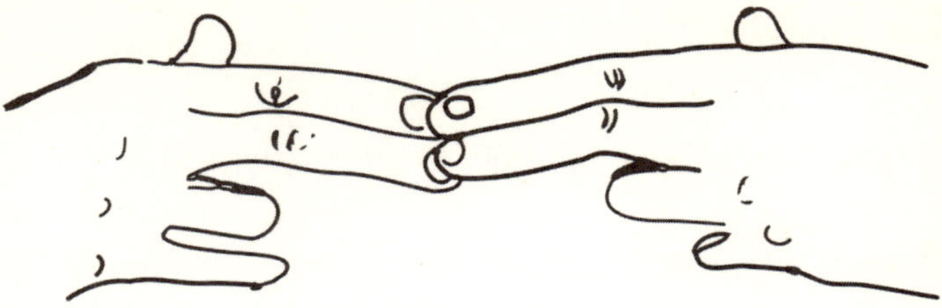

Zeigefinger und Mittelfinger beider Hände werden auf die Mitte der Stirn (Stirnchakra) platziert. Dabei berühren sich Zeigefinger und Mittelfinger beider Hände leicht. Die anderen Finger haben dabei keinen Körperkontakt.

Einige Atemzüge tief durch die Nase einatmen und durch den halb geschlossenen Mund ausatmen. Die Hände lösen, nachspüren und in die innere Stille eintauchen. Reflexionen vom Anfang wiederholen. Was hat sich verändert?

Anwendung: Die Mudras eignet sich gut für die geistige Regeneration. Um leichter in einen meditativen Zustand zu gelangen. Unterstützung, um die Stimme des Herzens und seine Intuition wahrnehmen zu können.

Die Übung kann beliebig oft oder nach Bedarf durchgeführt werden.

11. Frieden

Frieden trägt den Samen des erlösten Seins in sich.

Mentale Ebene: Gibt es Umstände in meinem Leben, mit denen ich nicht im Frieden bin? Mit welchen Personen möchte ich Frieden schließen?

Emotionale Ebene: Empfinde ich destruktive Gefühle, wenn ich mit gewissen Umständen oder Personen innerlich in Kontakt trete?

Körperliche Ebene: Reagiert mein Körper mit Anspannung, wenn ich innerlich mit gewissen Umständen oder Personen in Kontakt trete? Was nehme ich dabei für eine Körperhaltung ein?

Ausgangsposition: Sitzend, Füße haben Bodenkontakt.

Position der linken Hand:

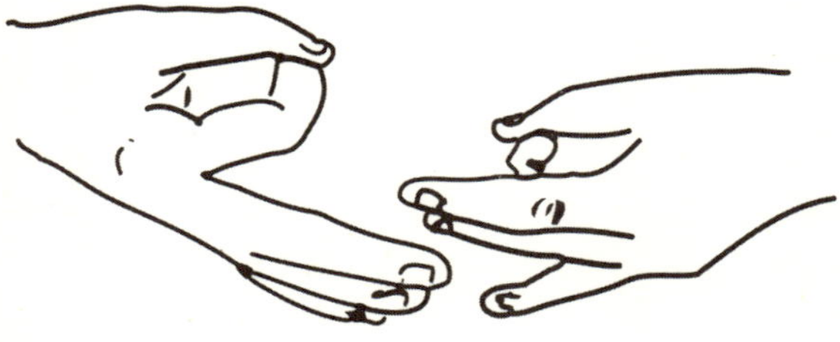

Mittelfinger und Daumen werden zusammengeführt, so dass sich die Fingerkuppen leicht berühren. Die Handinnenseite weist nach unten.

Position rechte Hand: Daumen und Zeigefinger werden zusammengeführt, so dass sich die Fingerkuppen leicht berühren. Die anderen Finger werden in einer leichten Streckstellung gehalten. Die Handinnenseite ist nach unten gedreht. Die Hand wird in dieser Position an den Oberbauch (Solarplexus) gelegt.

Position beider Hände:

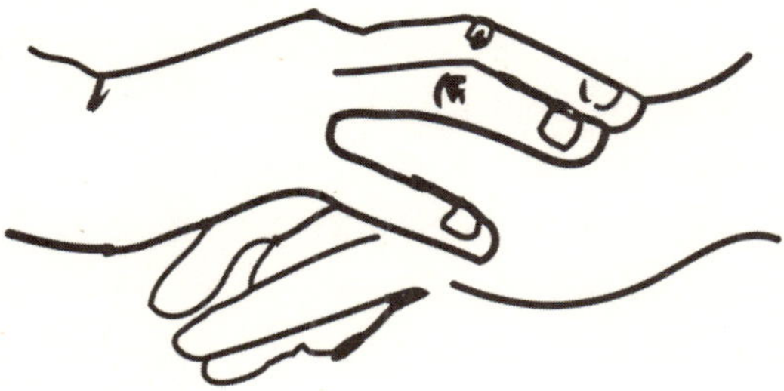

Die linke Hand wird so in die rechte Hand geschoben, dass die Öffnung, welche Mittelfinger und Daumen bilden, exakt auf die Öffnung zu liegen kommt, welche Zeigefinger und Daumen der rechten Hand bilden.

Die Position halten und ein paar tiefe Atemzüge durch die Nase nehmen und durch den halb geschlossenen Mund ausatmen.

Position lösen und die Entspannung genießen. Reflexionen vom Anfang wiederholen. Was hat sich verändert?

Anwendung: Um mit Umständen oder Personen Frieden zu schließen. Kann unterstützend wirken, um sich entspannen zu können.

12. Kreativität

Kreativität drückt unsere individuelle Gabe aus.

Mentale Ebene: Über welche Gaben verfüge ich? Welche musischen Eigenschaften möchte ich gerne zum Ausdruck bringen? Welche Ideen habe ich? Was macht mir Spaß? Gibt es Projekte, welche ich gerne umsetzen möchte?

Emotionale Ebene: In welchen Augenblicken habe ich das Gefühl, ich selbst sein zu können? Was macht mir Spaß? Bei welchen Tätigkeiten fühle ich mich glücklich?

Körperliche Ebene: Wo und wie spüre ich meine Ideen körperlich?

Ausgangsposition: Stehend

Position linke Hand: Daumen und Zeigefinger werden so zusammengeführt, dass sich die Fingerkuppen leicht berühren.

Position rechte Hand: Die Fingerkuppen von Mittelfinger und Daumen werden so zusammengeführt, dass sie sich leicht berühren.

Position beider Hände:

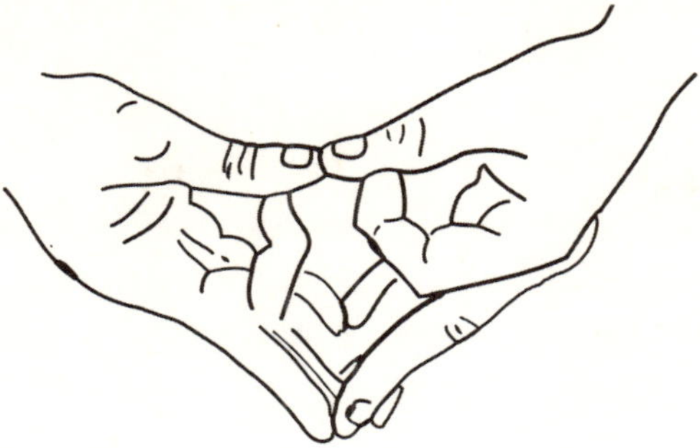

Die Daumen beider Hände berühren sich. Beide Hände werden so zusammengeführt, dass sich die Fingerspitzen der Kleinfinger und Ringfinger gegenseitig berühren. Die Mittelfingerspitze der linken Hand berührt die Fingerspitze des Zeigefingers von der rechten Hand. Die Hände werden dann gedreht und kommen so an den Körper zu liegen, dass die Fingerspitzen nach vorne zeigen und der Bauchnabel zwischen die Öffnung zu liegen kommt, welche die beiden Daumen und Kleinfinger bilden.

Ein paarmal tief durch die Nase einatmen und durch den halb geschlossenen Mund ausatmen. Dabei die Aufmerksamkeit auf die Wirbelsäule lenken. Vielleicht kannst du auch eine Energie spüren, welche die Wirbelsäule entlangfließt? Dann wird die Handposition gelöst. Die Reflexionen vom Anfang wiederholen. Was hat sich verändert?

Anwendung: Um die Kreativität zu fördern. Unterstützung für neue Ideen, welche neue Projekte benötigen. Fördert den Ideenreichtum. Regt auch die sexuelle Energie an.

13. Konzentrierte Kraft

Über Konzentration sammeln sich die Kräfte.

Mentale Ebene: Wann fühle ich mich kraftlos?

Emotionale Ebene: Welche Gefühle berauben mich meiner Energie?

Körperliche Ebene: Was für eine Körperposition nehme ich ein, wenn ich mich kraftlos fühle?

Ausgangsposition: Sitzend, Füße haben Bodenkontakt.

Position beider Hände:

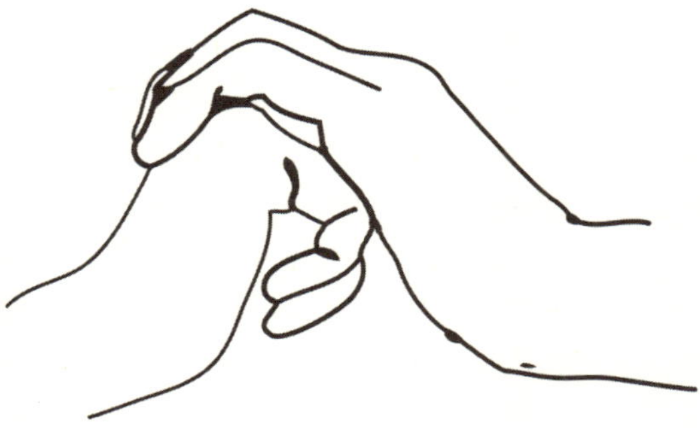

Die rechte Hand bildet eine lockere Faust. Die linke Hand umschließt die Finger von der geschlossenen Faust der rechten Hand. In dieser Position werden beide Hände auf Mitte

Brustbein (Herzchakra) platziert. Spüren, wie sich die Kräfte sammeln und konzentrieren. Dann die Handposition lösen und die Reflexionen vom Anfang wiederholen.

Die Übung kann beliebig oft wiederholt werden oder jeweils bei Bedarf.

Anwendung: Wenn man sich energielos fühlt. Um eine Phase der Regenerierung zu unterstützen.

14. Konzentration

Unter der geistigen Konzentration formt sich das Ziel.

Mentale Ebene: Kann ich mich gut konzentrieren?

Emotionale Ebene: Gibt es Gefühle, welche mich von meiner Konzentration abhalten?

Körperliche Ebene: Was für Voraussetzungen muss ich schaffen, um mich konzentrieren zu können?

Ausgangsposition: Sitzend, Füße haben Bodenkontakt.

Position linke Hand: Die linke Hand wird an den Hinterkopf gelegt.

Position der rechten Hand:

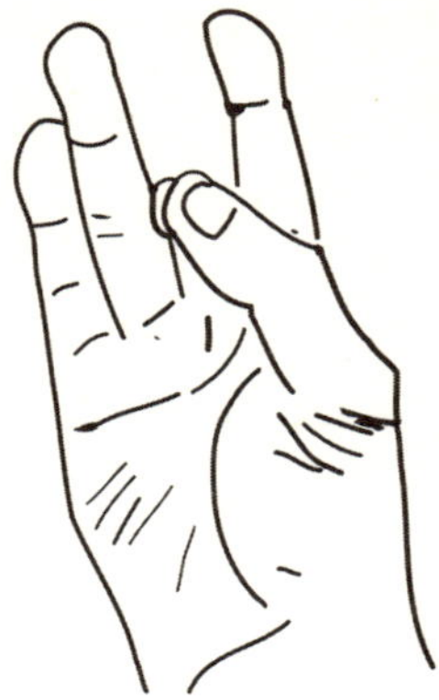

Daumen und Mittelfinger werden so zusammengeführt, dass sich die Fingerbeeren berühren. Die anderen Finger werden in einer leichten Streckstellung gehalten und weisen in Richtung Decke. In dieser Position wird der Daumennagel auf die Mitte der Stirn (Stirnchakra) gelegt.

Ein paar tiefe Atemzüge durch die Nase nehmen und durch den halb geschlossenen Mund ausatmen. Abwarten, bis alle ablenkenden äußeren Faktoren in den Hintergrund rücken und sich der Geist konzentriert. Reflexionen vom Anfang wiederholen. Was hat sich verändert?

Anwendung: Bei Konzentrationsstörungen. Ausrichtung des Geistes auf ein Ziel. Fokussierung.

15. Liebe

Liebe ist die Kraft, welche Heilung in sich birgt.

Mentale Ebene: Liebe ich mich? Welche Eigenschaften liebe ich nicht an mir?

Emotionale Ebene: Gibt es Anteile in mir, welche ich ablehne? Welche?

Körperliche Ebene: Liebe ich meinen Körper? Wie gehe ich mit meinem Körper um? Nehme ich meine körperlichen Bedürfnisse wahr?

Ausgangsposition: Sitzend, Füße haben Bodenkontakt.

Position linke Hand: Die linke Hand wird wie eine Schale etwas unter dem Brustbein positioniert.

Position der rechten Hand:

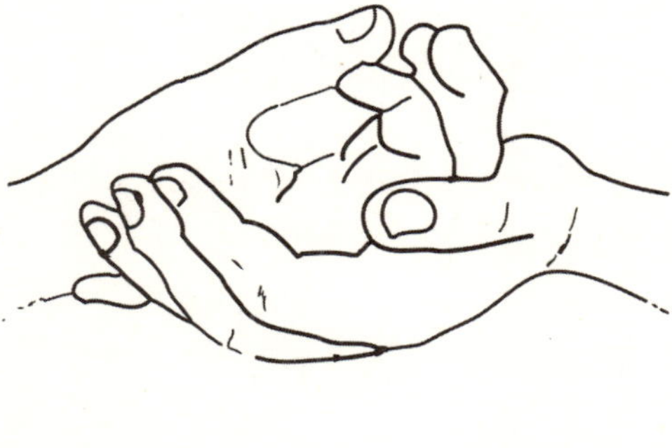

Daumen und Zeigefinger werden so zusammengeführt, dass sich die Fingerbeeren leicht berühren. Die Hand wird in dieser Position in die linke gelegt.

Einige Atemzüge tief durch die Nase einatmen, durch den halb geschlossenen Mund ausatmen. Dann die Position lösen. Die Reflexionen vom Anfang wiederholen. Was hat sich verändert?

Anwendung: Bei Verletzungen jeglicher Art, sei es auf körperlicher oder seelischer Ebene. In dieser Position werden die Selbstliebe und die Selbstheilungskräfte aktiviert.

16. Mitgefühl

Mitgefühl ist die Kraft, welche andere trägt.

Mentale Ebene: Wer braucht mein Mitgefühl? In welchen Situationen nehme ich selbst eine Opferhaltung ein?

Emotionale Ebene: Was bedeutet für mich Mitgefühl und was Mitleid? Zu welcher Haltung tendiere ich?

Körperliche Ebene: Habe ich die Tendenz, in eine Opferrolle zu schlüpfen? Wann trifft das zu?

Ausgangsposition: Sitzend, Füße haben Bodenkontakt.

Position beider Hände:

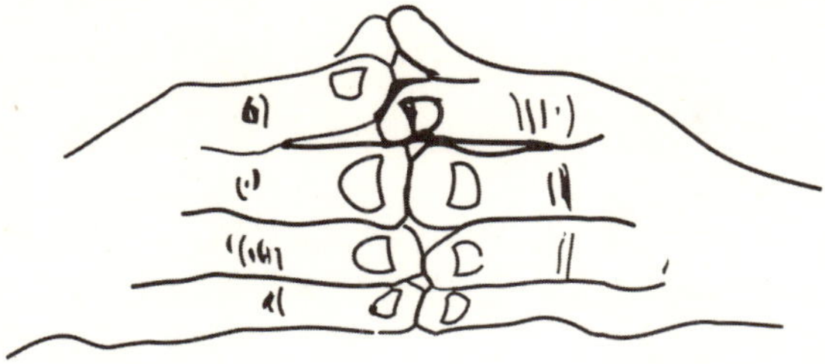

Die Fingerspitzen beider Hände werden so zusammengeführt, dass ein Dreieck entsteht. Dabei zeigen die Fingerspitzen nach vorne. In dieser Position werden beide Hände auf Höhe Brustbein (Herzchakra) in der Mitte positioniert.

Dann in das Mitgefühl eintauchen. Reflexionen vom Anfang wiederholen. Was hat sich verändert?

Anwendung: Wenn man jemandem Mitgefühl schenken möchte, ohne in Mitleid zu verfallen, und so bei sich bleiben kann. Aktiviert die Selbstliebe.

17. Glauben

Glauben ist das Vertrauen in das, was wir bereits unterbewusst wissen.

Mentale Ebene: Gibt es Dinge, die ich im Unterbewussten schon weiß, aber versuche, sie durch mein Denken zu kontrollieren? Glaube ich an mich selbst? Glaube ich an das Leben?

Emotionale Ebene: Gibt es Zweifel in mir? In welchen Bereichen?

Körperliche Ebene: Drücken sich Zweifel körperlich aus?

Ausgangsposition: Stehend

Position der linken Hand:

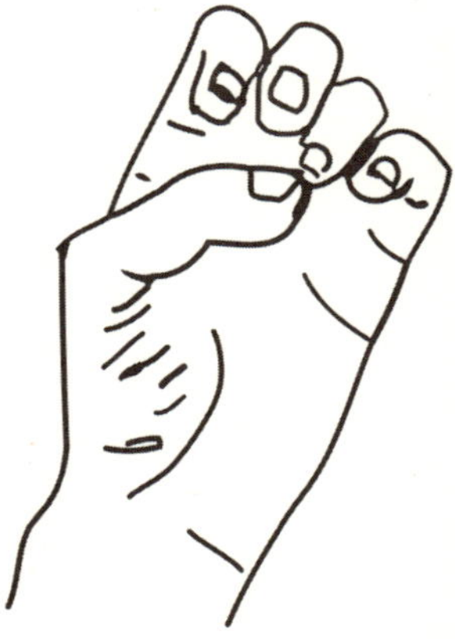

Daumen und Ringfinger werden so zusammengeführt, dass sich die Fingerkuppen leicht berühren. Die anderen Finger sind leicht angewinkelt. In dieser Position wird die Hand etwa zwei Finger breit unter dem Bauchnabel mit der Kleinfingerkante am Körper anliegend positioniert.

Position rechte Hand: Die rechte Hand kommt in den Nacken zu liegen.

Ein paarmal tief durch die Nase einatmen und durch den halb geschlossenen Mund ausatmen. Die Position lösen und die tragende Kraft des Glaubens spüren. Reflexionen vom Anfang wiederholen. Was hat sich verändert?

Anwendung: Alle Themenbereiche, welche mit Glauben gestärkt werden müssen. Unterstützung, um an sich selbst zu glauben. Sollte mehrmals und immer wieder durchgeführt werden.

18. Präsenz

Präsenz ist das Sein im Hier und Jetzt.

Mentale Ebene: Bin ich im Moment, oder lasse ich mich durch viele Gedanken ablenken? Denke ich viel über meine Vergangenheit nach? Mache ich mir Sorgen über die Zukunft?

Emotionale Ebene: Was nehme ich mit meinen Sinnen alles gleichzeitig wahr?

Körperliche Ebene: Fällt es mir schwer, still und nur mit mir selbst zu sein?

Ausgangsposition: Stehend

Position der linken Hand:

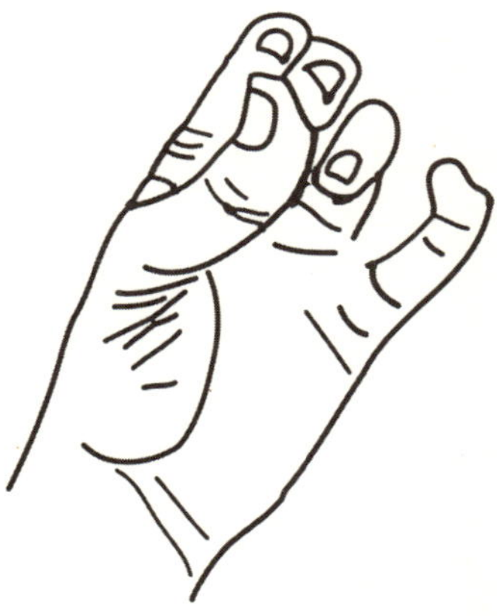

Daumen, Zeigefinger und Mittelfinger werden so zusammengeführt, dass sich die Fingerkuppen leicht berühren. Die Fingerspitzen dieser drei Finger werden mittig auf die Stirn (Stirnchakra) gesetzt.

Position rechte Hand:

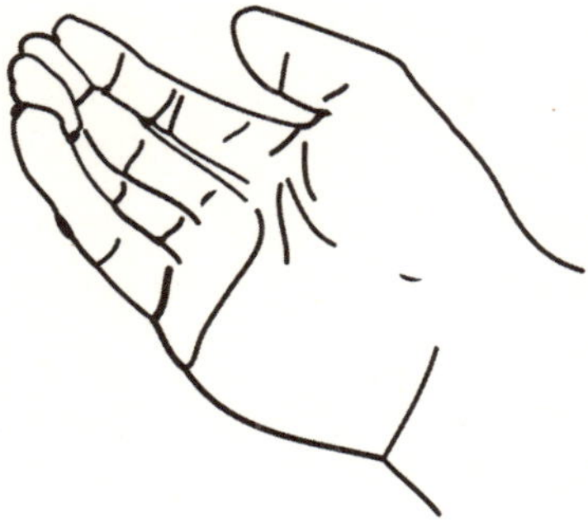

Die Hand wird wie eine Schale in der Mitte ans Brustbein (Herzchakra) gelegt.

Einige Male tief durch die Nase einatmen und durch den halb geschlossenen Mund ausatmen.

Die Position lösen und spüren, wie die Sinne aktiviert werden. Reflexionen vom Anfang wiederholen. Was hat sich verändert? Die Übung kann beliebig oft oder bei Bedarf durchgeführt werden.

Anwendung: Für alle Situationen geeignet, welche die ganze Aufmerksamkeit erfordern, zum Beispiel vor langen Autofahrten. Die Übung kann helfen, in Gesprächen auch den Inhalt der Sätze zwischen den Zeilen zu erfassen.

19. Lebensfluss

Der Fluss folgt seinem Lauf – wir folgen dem Leben.

Mentale Ebene: Bin ich verbunden mit dem Lebensfluss? Fällt mir das Leben leicht?

Emotionale Ebene: Kann ich fühlen, wie das Leben mich leicht durchfließt? Fühle ich mich mit allem verbunden?

Körperliche Ebene: Ist mein Körper durchlässig? Fühlt sich mein Körper leicht an?

Ausgangsposition: Stehend

Position linke Hand:

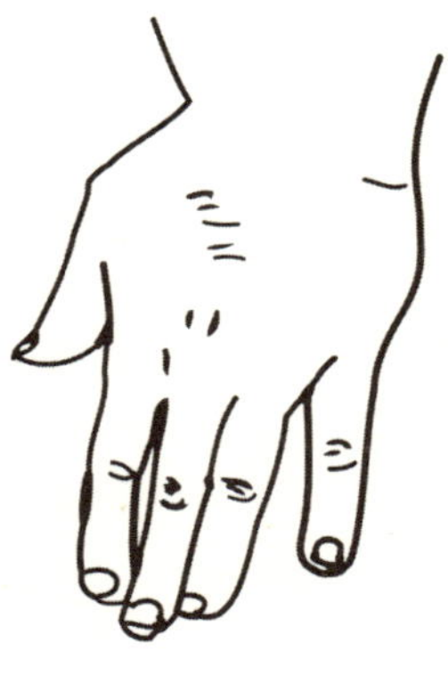

Die Hand kommt flächig ans Kreuzbein zu liegen, wobei die Fingerspitzen in Richtung Boden weisen.

Position rechte Hand:

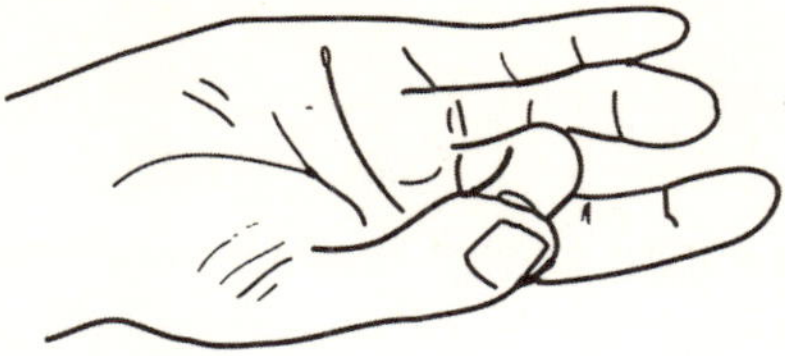

Der Mittelfinger und der Daumen werden so zusammengeführt, dass sich die Fingerkuppen berühren. Die anderen Finger werden in einer lockeren Streckstellung gehalten.

Die Hand wird in dieser Position auf den höchsten Punkt des Kopfes gelegt (Kronenchakra), wobei die Kleinfingerkante nach oben zu liegen kommt.

Mehrmals tief durch die Nase einatmen und durch den halb geschlossenen Mund ausatmen. Der Körper pendelt sich in den eigenen Lebensfluss ein. Energie ist in der Wirbelsäule spürbar. Reflexionen vom Anfang wiederholen. Was hat sich verändert?

Die Übung kann beliebig oft oder bei Bedarf durchgeführt werden.

Anwendung: Sie eignet sich dafür, sich wieder damit zu verbinden, wenn man sich vom Lebensfluss abgeschnitten fühlt. Wirkt gut bei Blockaden in der Wirbelsäule.

20. Freiheit

Weite ist Ausdruck von Freiheit.

Mentale Ebene: Gibt es Situationen in meinem Leben, welche mich einengen? Gibt es Personen, welche mich einengen?

Emotionale Ebene: Bringe ich meine Bedürfnisse genügend zum Ausdruck? Nehme ich mich selbst wichtig genug? Fällt es mir schwer, über meine Gefühle zu reden?

Körperliche Ebene: Gebe ich mir selbst genügend Raum? Gehe ich oft auf meine Kosten Kompromisse ein? Habe ich die Tendenz, es allen recht machen zu wollen? Habe ich Blockaden in der Halswirbelsäule?

Ausgangsposition: Sitzend, Füße haben Bodenkontakt.

Position beider Hände:

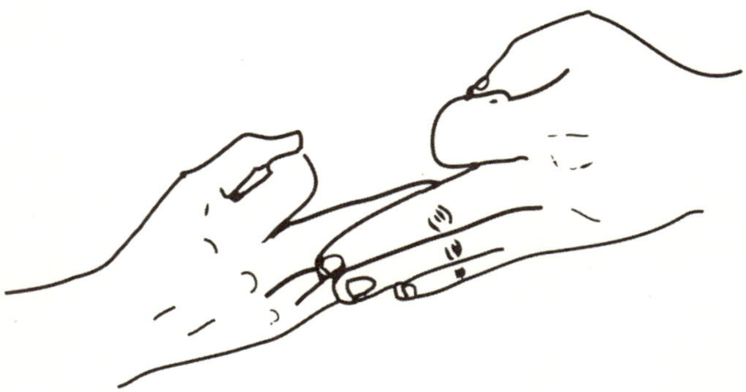

Daumen und Zeigefinger der jeweiligen Hand werden so zusammengeführt, dass sich die Fingerbeeren leicht berühren. Die anderen Finger werden in einer leichten Streckstellung gehalten. Die linke Hand wird so über die rechte geschoben, dass der Kleinfinger, Ring und Mittelfinger übereinander zu liegen kommen. Die beiden Hände werden in dieser Position so an den Hals gesetzt, dass die angewinkelten Zeigefinger seitlich an den Hals zu liegen kommen.

Einige Male tief durch die Nase einatmen und durch den halb geschlossenen Mund ausatmen. Spüren, wie sich der Hals weitet.

Reflexionen vom Anfang wiederholen: Was hat sich verändert? Die Übung kann beliebig oft oder bei Bedarf durchgeführt werden.

Anwendung: Bei jeglichem Gefühl, eingeengt zu sein. Bei unausgesprochenen Themen. Hilft, den eigenen Platz einzunehmen. Kann Blockaden in der Halswirbelsäule lösen.

21. Zartheit

In der Zartheit zerbricht das Starre.

Mentale Ebene: Verhalte ich mich gegenüber gewissen Situationen oder Personen starrsinnig? Gibt es Schockereignisse, die mich in gewissen Bereichen erstarren ließen?

Emotionale Ebene: Kann ich mich gut gegenüber neuen Situationen oder Personen öffnen?

Körperliche Ebene: Gehe ich offen auf Leute zu? Gehe ich liebevoll mit mir selbst um? Wo und wie wirkt sich ein bestimmtes traumatische Erlebnis, sei es seelisch oder körperlich, auf mich aus?

Ausgangsposition: Sitzend, Füße haben Bodenkontakt.

Position linke Hand: Die linke Hand wird wie eine Schale auf die Mitte des Brustbeins (Herzchakra) gelegt.

Position rechte Hand:

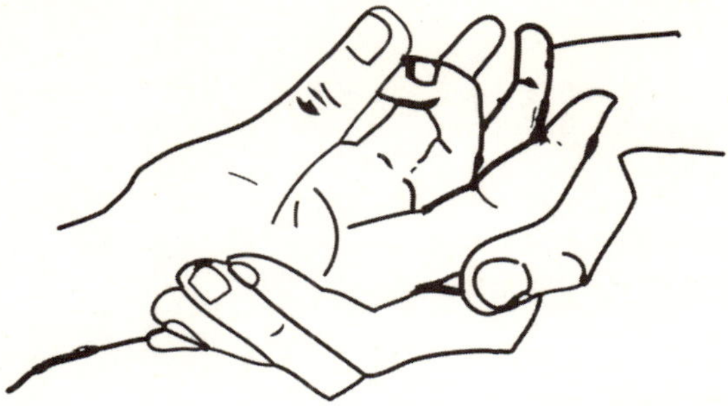

Daumen und Mittelfinger werden so zusammengeführt, dass sich die Fingerbeeren leicht berühren. In dieser Position wird die rechte Hand locker in die linke gelegt.

Ein paarmal tief durch die Nase einatmen und durch den halb geschlossenen Mund ausatmen: in die Zartheit des eigenen Seins eintauchen.

Reflexionen vom Anfang wiederholen. Was hat sich verändert? Die Übung kann beliebig oft oder bei Bedarf durchgeführt werden.

Anwendung: Hilft, aus einer Erstarrung herauszukommen, die manchmal bei Schockereignissen auftreten kann. Hilft, das eigene Herz zu öffnen, sei es für sich selbst oder andere.

22. Entspannung

In der Entspannung übergibt man das Festgehaltene der Freiheit.

Mentale Ebene: Gibt es Gedanken, welche es mir schwer machen, mich zu entspannen?

Emotionale Ebene: Gibt es Gefühle in mir, welche mir Schwierigkeiten bereiten, mich zu entspannen?

Körperliche Ebene: Habe ich spürbare körperliche Anspannungen?

Ausgangsposition: Sitzend, Füße haben Bodenkontakt.

Position linke Hand:

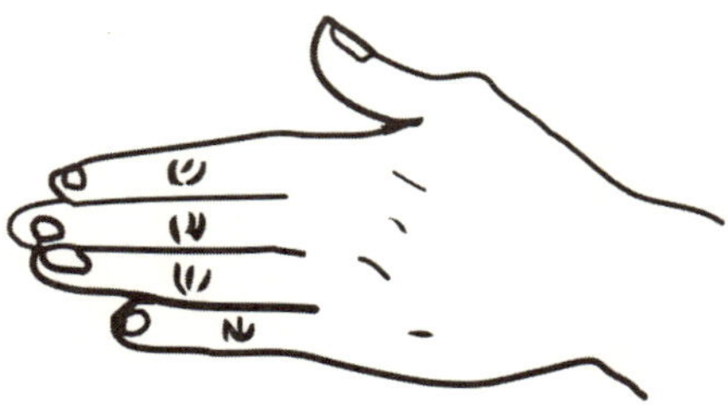

Die linke Hand wird querflächig auf das Brustbein (Herzchakra) gelegt. Die Finger weisen dabei nach rechts.

Position rechte Hand:

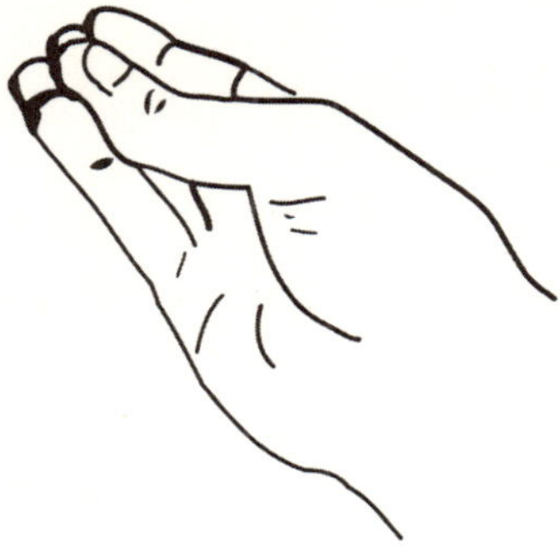

Alle Finger werden so angewinkelt, dass Sie mit dem Daumen in Kontakt sind. In dieser Position überprüfen, ob die Position nur unter Spannung durchgeführt werden kann. Die Handinnenfläche wird in Richtung Decke gedreht und kommt eine Handbreit oberhalb des Bauchnabels zu liegen.

Einige Male tief durch die Nase einatmen und durch den halb geschlossenen Mund ausatmen. Nach ein paar Atemzügen die rechte Hand langsam öffnen. Sobald die rechte Hand locker geschlossen und geöffnet werden kann, beide Hände lösen und etwas nachspüren. Spüren, wie jegliche Anspannung weicht.

Reflexionen vom Anfang wiederholen. Was hat sich verändert? Die Übung kann beliebig oft oder bei Bedarf durchgeführt werden.

Anwendung: Hilft, sich auch bei Stresssituationen entspannen zu können. Hilft loszulassen. Bei jeglicher Form von Anspannung und Verspannung.

23. Selbstliebe

In dem Maße, wie man sich selbst liebt, ist man in der Lage, andere zu lieben.

Mentale Ebene: Liebe ich mich selbst, so, wie ich bin?

Emotionale Ebene: Gibt es Gefühle in mir, die sich gegen mich selbst richten? Wie zum Beispiel Schuldgefühle?

Körperliche Ebene: Liebe ich meinen Körper so, wie er ist?

Ausgangsposition: Sitzend, Füße haben Bodenkontakt.

Position linke Hand:

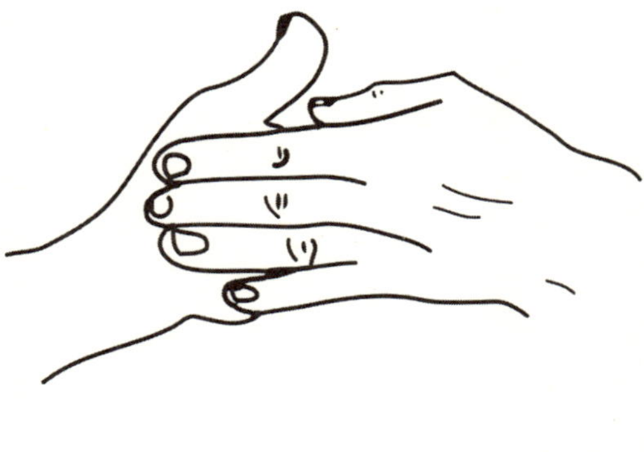

Die linke Hand wird flächig über die rechte Hand gelegt. Die Finger weisen dabei nach rechts.

Position rechte Hand:

Die rechte Hand wird flächig auf die Mitte des Brustbeins (Herzchakra) gelegt. Die Finger weisen nach links.

Ein paarmal tief durch die Nase einatmen und durch den halb geschlossenen Mund ausatmen.

Die innere Geborgenheit genießen. Dann die Position lösen und nachspüren. Reflexionen vom Anfang wiederholen. Was hat sich verändert?

Die Übung kann beliebig oft oder bei Bedarf durchgeführt werden.

Die **Anwendung** hilft, die Selbstliebe zu aktivieren.

24. Geburt

In der Geburt manifestiert sich die Schöpfung.

Mentale Ebene: Gibt es Ideen, welche geboren werden wollen?

Emotionale Ebene: Kann ich mich als Teil der Schöpfung wahrnehmen und wie fühlt sich das an?

Körperliche Ebene: Wie habe ich Themen, welche mit Geburt zusammenhängen, körperlich erlebt? Habe ich selbst Geburtstraumen?

Ausgangsposition: Stehend

Position linke Hand:

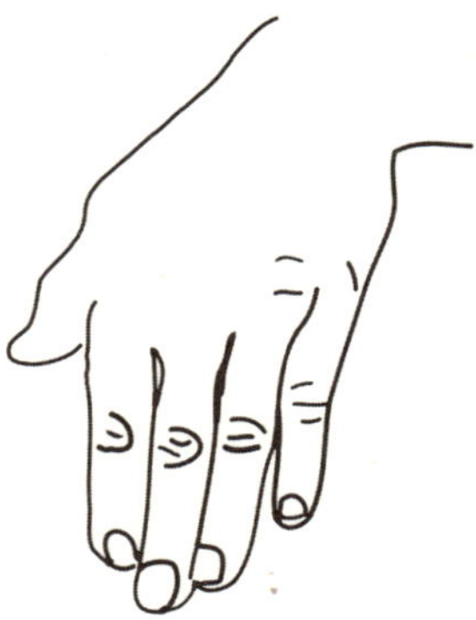

Die linke Hand wird flächig an den Schritt gelegt, wobei die Fingerspitzen in Richtung Boden weisen.

Position rechte Hand:

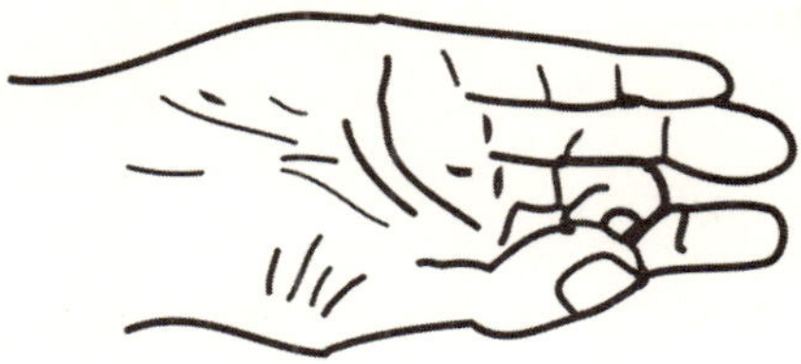

Daumen und Mittelfinger werden zusammengeführt, so dass sich die Fingerkuppen leicht berühren. Die Hand wird so an den höchsten Punkt des Kopfes (Kronenchakra) gelegt. Die Kleinfingerkante weist in Richtung Decke.

Ein paarmal tief durch die Nase einatmen und durch den halb geschlossenen Mund ausatmen. Innerlich die Kraft des Gebärens spüren. Reflexionen vom Anfang wiederholen. Was hat sich verändert?

Die Übung kann beliebig oft oder bei Bedarf durchgeführt werden.

Anwendung: Unterstützung für Geburten jeglicher Art. Sei es eine physische Geburt oder die Geburt einer Idee.

25. Intuition

Intuition ist die Stimme des Herzens, welche den Weg weist.

Mentale Ebene: Selbsteinschätzung: Habe ich eine gute Intuition?

Emotionale Ebene: Wie fühlt sich das an, wenn ich intuitiv etwas wahrnehme?

Körperliche Ebene: Folge ich in der Regel meiner Intuition? Stelle ich meine Intuition oft in Frage?

Ausgangsposition: Sitzend, Füße haben Bodenkontakt.

Position linke Hand:

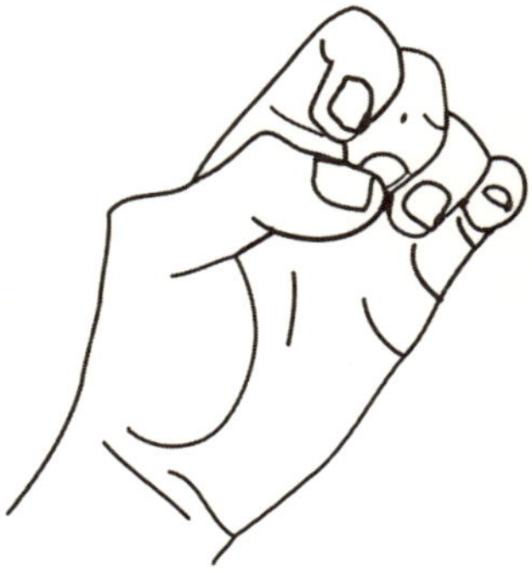

Mittelfinger und Daumen werden so zusammengeführt, dass sich die Fingerkuppen berühren. Die anderen Finger sind leicht angewinkelt. Die Handinnenseite weist in Richtung Boden. Die Hand wird mit der Öffnung, welche Mittelfinger und Daumen bilden, auf die Stirn (Stirnchakra) gesetzt.

Position rechte Hand:

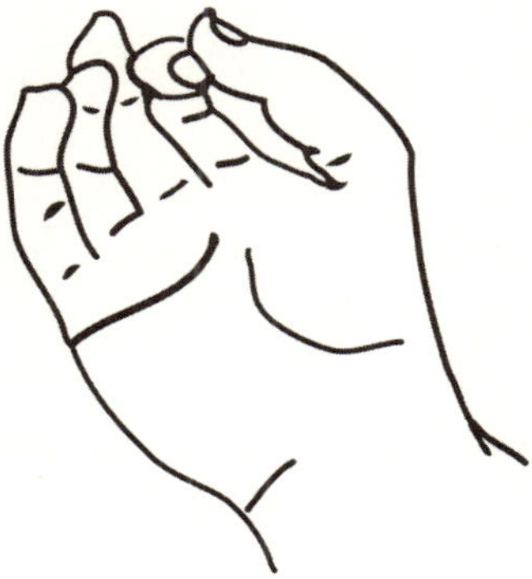

Daumen und Zeigefinger werden zusammengeführt, so dass sich die Fingerkuppen leicht berühren. Die anderen Finger werden leicht angewinkelt. Die Handinnenfläche weist in Richtung Decke. Die Hand wird in dieser Position auf die Mitte des Brustbeins (Herzchakra) gelegt.

Ein paarmal tief durch die Nase einatmen und durch den halb geschlossenen Mund ausatmen. Auf die innere Stimme lauschen. Reflexionen vom Anfang wiederholen. Was hat sich verändert? Die Übung kann beliebig oft oder bei Bedarf durchgeführt werden.

Anwendung: Unterstützt den Vorgang, vom Kopf ins Herz zu kommen. Hilft die Fähigkeit der Intuition verstärkt wahrzunehmen.

26. Erkenntnis

In der Erkenntnis offenbart sich die Lösung.

Mentale Ebene: In welchen Bereichen suche ich nach einer Lösung, kann sie aber nicht erkennen?

Emotionale Ebene: Gibt es Gefühle, die mich abhalten, Klarheit zu erhalten? Habe ich Angst, Dinge zu erkennen, die ich nicht wahrhaben will?

Körperliche Ebene: Gibt es Dinge, die ich nicht erkennen will?

Ausgangsposition: Sitzend, Füße haben Bodenkontakt.

Position linke Hand: Die linke Hand liegt am Hinterkopf.

Position rechte Hand:

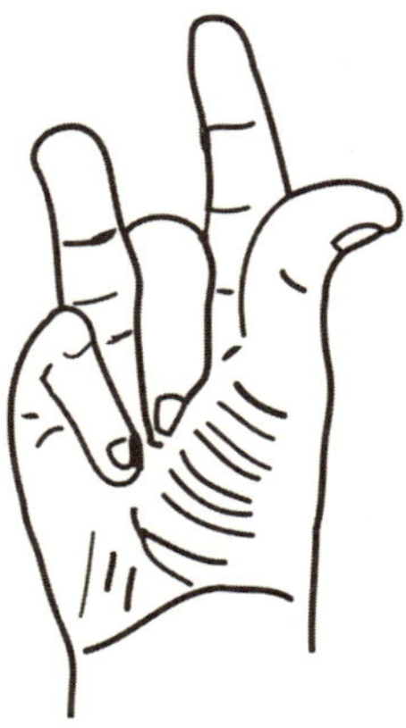

Der rechte Daumen kommt an die rechte Schläfe zu liegen. Der Ringfinger wird an die linke Schläfe gelegt. Der Zeigefinger liegt in der Mitte auf der Stirn (Stirnchakra). Die anderen Finger haben keinen Körperkontakt.

Ein paarmal tief durch die Nase einatmen und durch den halb geschlossenen Mund ausatmen. Ohne Erwartung wahrnehmen, was man mit dem inneren Auge sieht und welche Impulse man erhält.

Reflexionen vom Anfang wiederholen. Was hat sich verändert? Die Übung kann beliebig oft oder bei Bedarf durchgeführt werden.

Anwendung: Unterstützung, um Erkenntnis in einer Situation zu erhalten. Lenkt den Focus weg von einem Problem hin zu einer Lösung.

27. Vergebung

Vergebung macht frei.

Mentale Ebene: Wem möchte ich verzeihen? Bin ich bereit dazu?

Emotionale Ebene: Wie fühlt es sich an, wenn ich mit den Personen, die mich mal verletzt haben, innerlich in Kontakt gehe? Empfinde ich Groll, Wut oder andere destruktiven Gefühle? Empfinde ich Schuld gegenüber jemand anderem?

Körperliche Ebene: Bin ich bereit, die Gefühle der Verletzung loszulassen?

Ausgangsposition: Sitzend, Füße haben Bodenkontakt.

Position linke Hand:

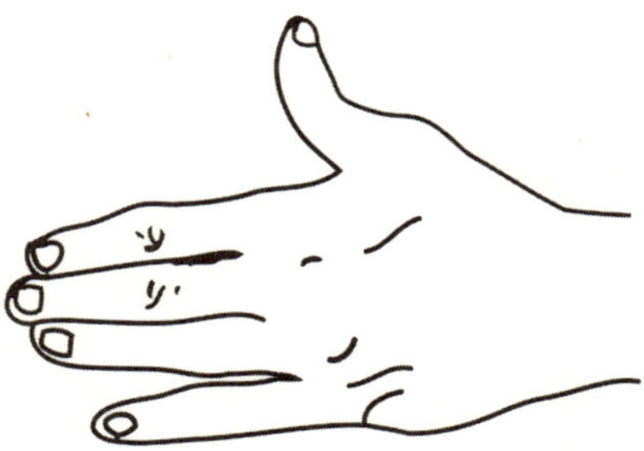

Die linke Hand liegt flächig am Oberbauch (Solarplexus). Die Finger weisen nach rechts.

Position rechte Hand:

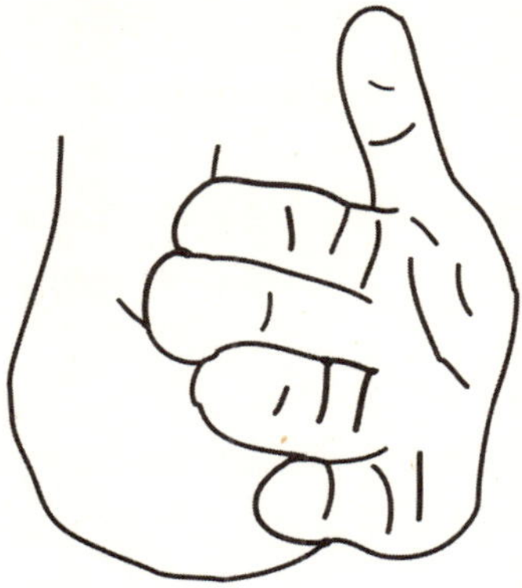

Der Unterarm wird auf die Finger der linken Hand gelegt. Dann wird die Hand im Gelenk so abgewinkelt, dass die gestreckten Finger nach vorne weisen.

Innerlich mit der Person, der man verzeihen will, in Kontakt gehen. Ein paarmal tief durch die Nase einatmen, durch den halb geschlossenen Mund ausatmen. Spüren, wie die angestaute Energie gegenüber einer anderen Person ins Fließen kommt. Gebundene Energie wird frei.

Reflexionen vom Anfang wiederholen. Was hat sich verändert? Die Übung kann beliebig oft oder bei Bedarf durchgeführt werden.

Anwendung: Unterstützt den Prozess des Verzeihens gegenüber sich selbst und anderen.

28. Leichtigkeit

Leichtigkeit verleiht der Schwere Flügel.

Mentale Ebene: Gibt es Dinge in meinem Leben, mit denen ich mich schwertue? Neige ich zu einer pessimistischen Haltung?

Emotionale Ebene: Gibt es Situationen, in denen ich mich schwer und hilflos fühle?

Körperliche Ebene: Fühlt sich mein Körper leicht oder schwer an?

Ausgangsposition: Stehend

Position linke Hand:

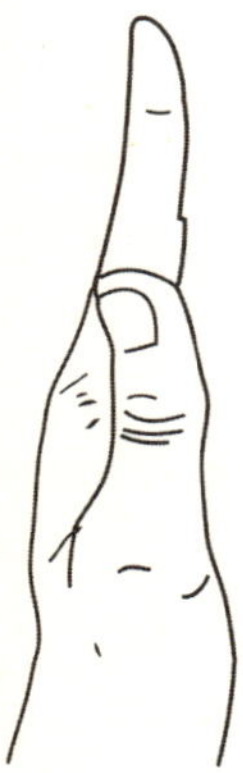

Die linke Hand wird mit gestreckten Fingern in Richtung Decke weisend auf den höchsten Punkt des Kopfes gelegt (Kronenchakra). Die Kleinfingerseite schaut dabei nach vorne.

Position rechte Hand:

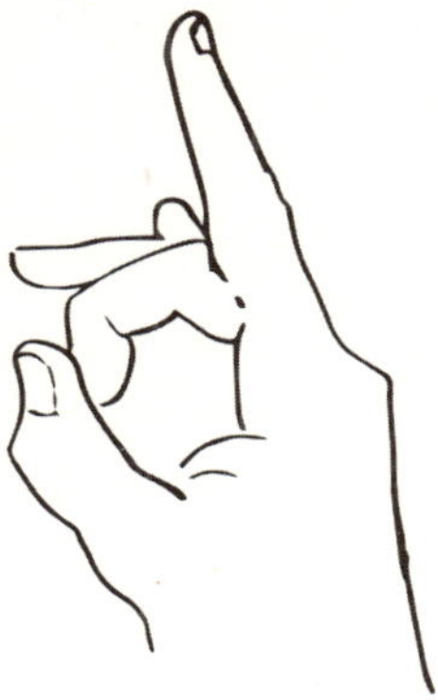

Mittelfinger und Daumen werden so zusammengeführt, dass sich die Fingerkuppen leicht berühren. Die Kleinfingerseite wird so an das Brustbein (Herzchakra) gelegt, dass die anderen Finger in einer lockeren Streckstellung in Richtung Decke weisen.

Ein paarmal tief durch die Nase einatmen, durch den halb geschlossenen Mund ausatmen. Spüren, wie sich Schwere in Leichtigkeit wandelt.

Reflexionen vom Anfang wiederholen. Was hat sich verändert? Die Übung kann beliebig oft oder bei Bedarf durchgeführt werden.

Anwendung: Bei Antriebslosigkeit. Wenn man sich schwer fühlt. Bei depressiver Stimmung. Um etwas Abstand von schwierig erscheinenden Lebenssituationen zu erhalten.

29. Geld

Geld ist Energie.

Mentale Ebene: Wie denke ich über Geld, Reichtum und Armut?

Emotionale Ebene: Habe ich es verdient, reich zu sein?

Körperliche Ebene: Wie ist mein Umgang mit Geld?

Ausgangsposition: Stehend

Position linke Hand:

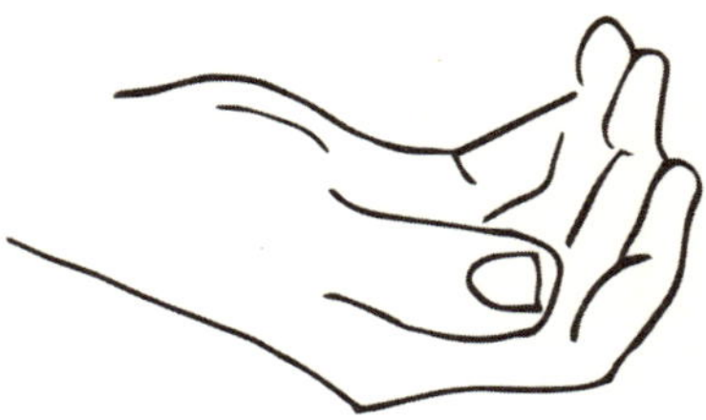

Die linke Hand wird wie eine Schale mit der Handinnenfläche in Richtung Decke weisend auf den höchsten Punkt des Kopfes gelegt (Kronenchakra).

Position rechte Hand:

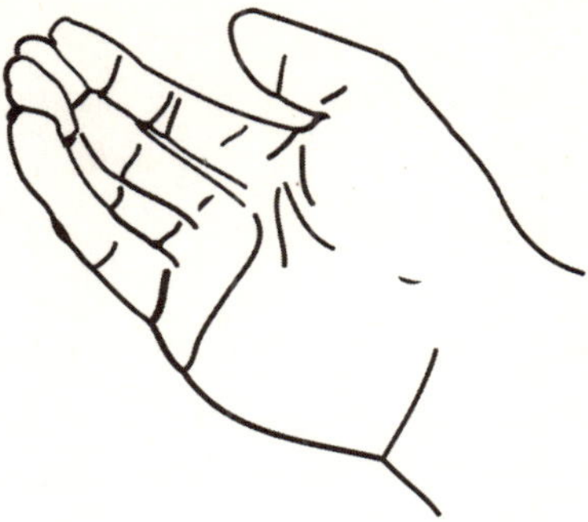

Rechte Hand wird wie eine Schale mit der Handinnenfläche in Richtung Decke weisend mit der Kleinfingerkante an den Bauchnabel gelegt.

Ein paarmal tief durch die Nase einatmen, durch den halb geschlossenen Mund ausatmen. Dabei Geld in Form von Energie visualisieren. Der Körper pendelt sich in dieser Position aus. Warten, bis der Körper stabil steht.

Reflexionen vom Anfang wiederholen. Was hat sich verändert? Die Übung kann beliebig oft oder bei Bedarf durchgeführt werden.

Anwendung: Hilft, einen positiven Bezug zu Geld herzustellen und ein Magnet für Geld zu sein.

30. Fülle

Fülle ist, wenn sich die Erfüllung erfüllt.

Mentale Ebene: Was erfüllt mich?

Emotionale Ebene: Habe ich es verdient, erfüllt zu sein?

Körperliche Ebene: Trage ich selbst genug dazu bei, um mir meine Wünsche zu erfüllen?

Ausgangsposition: Sitzend, Füße haben Bodenkontakt.

Position beider Hände:

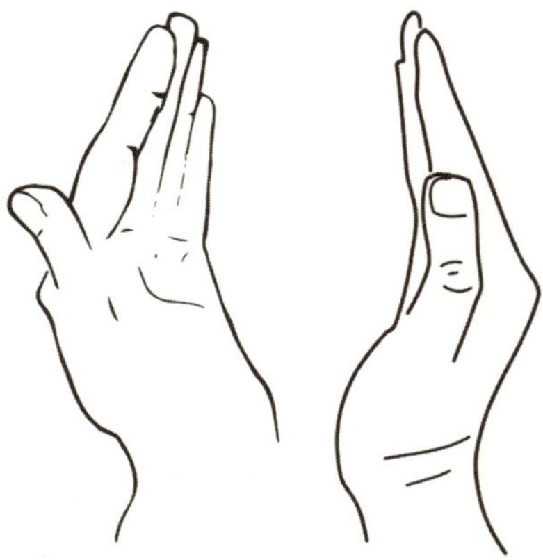

Beide Hände werden seitlich so an die Schläfen gelegt, dass sie zusammen nach oben hin einen Kelch bilden.

Ein paarmal tief durch die Nase einatmen, durch den halb geschlossenen Mund ausatmen. Visualisieren, wie Energie durch den Kelch in den Körper einströmt. In diese Energie eintauchen und sich erfüllen lassen.

Reflexionen vom Anfang wiederholen. Was hat sich verändert? Die Übung kann beliebig oft oder bei Bedarf durchgeführt werden.

Anwendung: Bei jeglichem Gefühl von Mangel. Hilft, Ziele zu erreichen.

31. Macht

Wenn wir unsere eigene Macht uneigennützig in den Dienst anderer stellen, erfüllen wir uns selbst zum Wohl der Welt.

Mentale Ebene: Was bedeutet Macht für mich? Welche Potentiale trage ich in mir?

Emotionale Ebene: Habe ich Angst vor meiner eigenen Macht?

Körperliche Ebene: Wie gehe ich im Alltag mit meiner Macht um?

Ausgangsposition: Stehend

Position linke Hand:

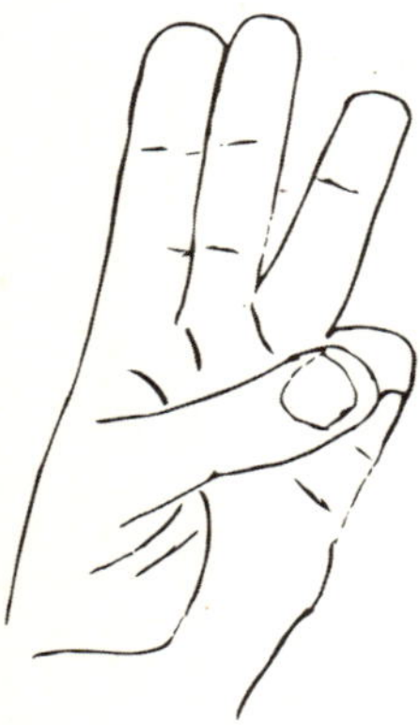

Kleinfinger und Daumen werden so zusammengeführt, dass sich die Fingerbeeren leicht berühren. Die anderen Finger sind leicht gestreckt. In dieser Position wird die Hand auf den höchsten Punkt des Kopfes (Kronenchakra) gelegt, wobei die Kleinfingerkante in Richtung Decke weist.

Position rechte Hand:

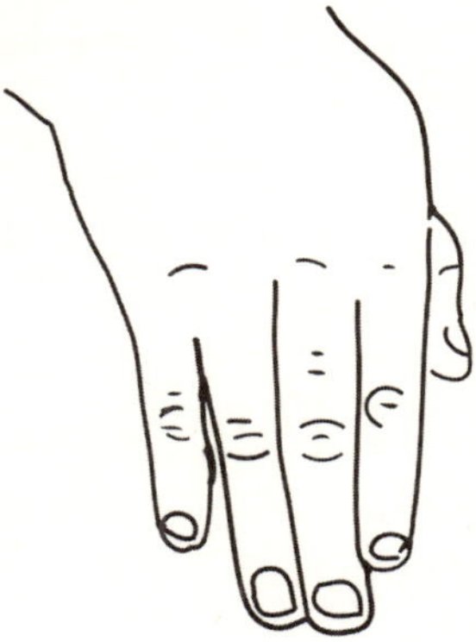

Die rechte Handfläche wird direkt an den Bauchnabel (Nabelchakra) gelegt, wobei die anderen Finger locker gestreckt in Richtung Boden weisen.

Einige Male tief durch die Nase einatmen, durch den halb geschlossenen Mund ausatmen.

In die eigene machtvolle Kraft eintauchen.

Reflexionen vom Anfang wiederholen. Was hat sich verändert? Die Übung kann beliebig oft oder bei Bedarf durchgeführt werden.

Anwendung: Um sich seiner eigenen Größe und seiner Potentiale bewusst zu werden und sie anzunehmen.

32. Gabe

Deine Gabe ist dir gegeben, um sie zu geben.

Mentale Ebene: Was macht mir Spaß? Über welche Fähigkeiten verfüge ich? Wie kann ich meine eigenen Fähigkeiten mit anderen teilen?

Emotionale Ebene: Gibt es in mir Zweifel, die mich daran hindern, meine Fähigkeiten zum Ausdruck zu bringen? Welche Tätigkeit erfüllt mich mit Freude?

Körperliche Ebene: Trage ich selbst genügend dazu bei, meine Gaben zum Ausdruck zu bringen? Habe ich die Tendenz, meine Gaben zu verstecken?

Ausgangsposition: Sitzend, Füße haben Bodenkontakt.

Position linke Hand:

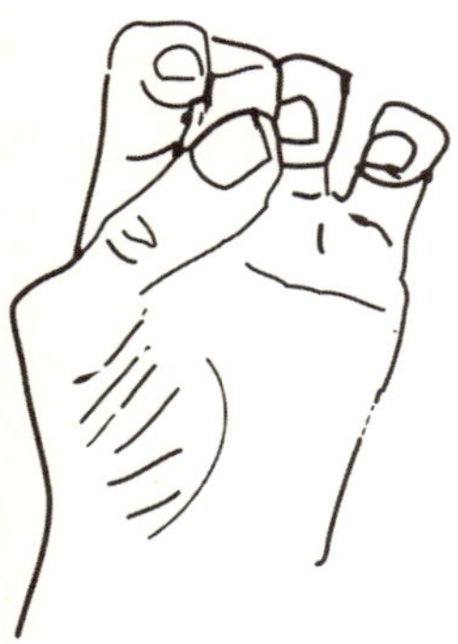

Mittelfinger und Daumen werden so zusammengeführt, dass sich die Fingerbeeren leicht berühren.

Die anderen Finger sind leicht angewinkelt. Die Öffnung, welche Mittelfinger und Daumen bilden, kommt auf die Mitte des Halses (Halschakra) zu liegen.

Position rechte Hand:

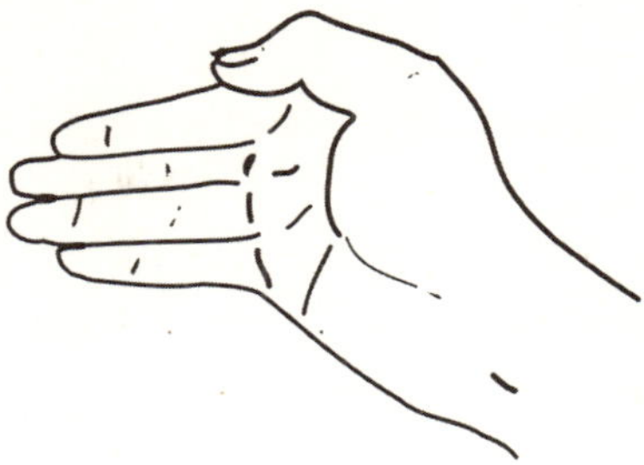

Mit der rechten Hand wird eine leichte Kuppe gebildet und flächig über den Bauchnabel (Nabelchakra) gelegt, wobei die Finger in Richtung links zeigen.

Ein paarmal tief durch die Nase einatmen, durch den halb geschlossenen Mund ausatmen. Reflexionen vom Anfang wiederholen. Was hat sich verändert? Die Übung kann beliebig oft oder bei Bedarf durchgeführt werden.

Anwendung: Um sich seiner Fähigkeiten bewusst zu werden und diese auch annehmen zu können. Fördert den Mut, seine Individualität auszudrücken, um zu sich und seinen Meinungen stehen zu können. Wirkt unterstützend für alle kommunikativen Themen.

33. Vision

Die Vision ist der Horizont, welcher hinter dem Ziel erscheint.

Mentale Ebene: Was habe ich für eine Vision? Welche Zwischenziele kann ich erkennen?

Emotionale Ebene: Wie fühlt sich meine Vision an? Glaube ich daran, dass ich meine Vision erreichen kann?

Körperliche Ebene: Trage ich selbst genügend dazu bei, dass sich meine Vision erfüllen kann?

Ausgangsposition: Sitzend, Füße haben Bodenkontakt.

Position linke Hand: Die linke Hand wird an den Hinterkopf gelegt.

Position rechte Hand:

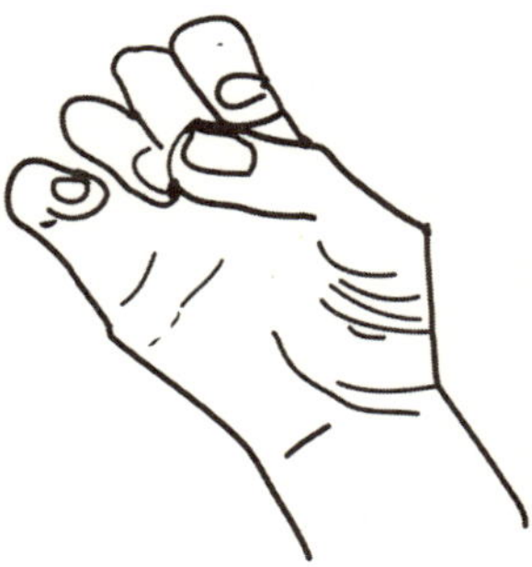

Daumen und Mittelfinger werden so zusammengeführt, dass sich die Fingerkuppen leicht berühren. Die anderen Finger sind leicht angewinkelt. Die Öffnung, welche Daumen und Mittelfinger bilden, liegt in der Mitte der Stirn (Stirnchakra) auf.

Ein paarmal tief durch die Nase einatmen, durch den halb geschlossenen Mund ausatmen.

Die Handposition lösen und in das Bild und Gefühl eintauchen, welches sich mir offenbart, auch wenn es im ersten Moment nicht intellektuell erfasst werden kann.

Reflexionen vom Anfang wiederholen. Was hat sich verändert? Die Übung kann beliebig oft oder bei Bedarf durchgeführt werden.

Anwendung: Hilft, sich seine eigene Vision zu vergegenwärtigen. Um eine neue Orientierung zu erhalten. Unterstützt, den eigenen Lebensfluss anzuregen.

34. Focus

Der Focus auf das Ziel kreiert das Manifest.

Mentale Ebene: Was habe ich für Ziele? Welche Zwischenschritte kann ich erkennen, um meine Ziele zu erreichen?

Emotionale Ebene: Glaube ich daran, dass ich meine Ziele erreichen kann?

Körperliche Ebene: Trage ich selbst genügend dazu bei, dass ich meine Ziele erreichen kann?

Ausgangsposition: Sitzend, Füße haben Bodenkontakt.

Position linke Hand: Die linke Hand wird an den Hinterkopf gelegt.

Position rechte Hand:

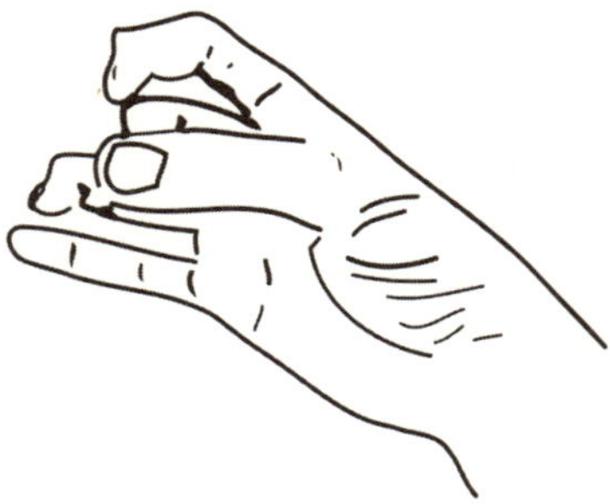

Daumen und Mittelfinger werden so zusammengeführt, dass sich die Fingerbeeren leicht berühren. In dieser Position sucht sich die rechte Hand einen korrespondierenden Punkt im Energiefeld. Dabei sollte man ganz seiner Intuition folgen und dieser vertrauen. Wenn der korrespondierende Punkt gefunden ist, laut folgende Affirmation sprechen:

„Ich bin eins mit meinem Ziel – jetzt."

Dabei innerlich das Ziel so visualisieren, als hätte man es schon erreicht. Mit „Jetzt" die Position beider Hände schnell lösen und mit dem visualisierten Ziel einen Moment im Kontakt bleiben.

Reflexionen vom Anfang wiederholen. Was hat sich verändert?

Die Übung kann beliebig oft oder bei Bedarf durchgeführt werden.

Anwendung: Hilft, sich seiner eigenen Ziele bewusst zu werden und diese auch zu manifestieren.

35. Bindungslösung

Das, was uns bindet, macht uns zugleich frei.

Mentale Ebene: Durch welche Verhaltensmuster fühle ich mich gebunden? Von wem oder was könnte ich mich nur ungern trennen?

Emotionale Ebene: Welche Gefühle binden mich an eine andere Person?

Körperliche Ebene: Welche Verhaltensmuster wiederhole ich immer wieder?

Ausgangsposition: Stehend

Position linke Hand: Die linke Hand wird in den Nacken gelegt.

Position rechte Hand:

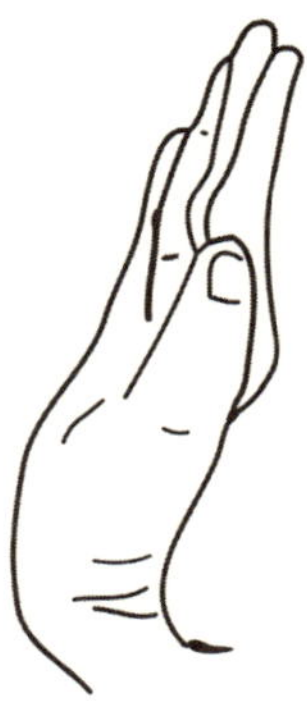

Die rechte Hand wird mit zur Decke weisenden gestreckten Fingern ungefähr eine halbe Armlänge vor das Brustbein (Herzchakra) gehalten.

Mit der Thematik oder mit der Person, zu der eine Bindung besteht, innerlich in Kontakt gehen. Sich vorstellen, wie die rechte Hand wie ein Schwert die Bindung durchtrennt. Ein paar tiefe Atemzüge durch die Nase machen und durch den halb geschlossenen Mund ausatmen. Innerlich visualisieren, wie sich die Bindung, mit der man in Kontakt ist, neutralisiert.

Reflexionen vom Anfang wiederholen. Was hat sich verändert? Die Übung kann beliebig oft oder bei Bedarf durchgeführt werden.

Anwendung: Unterstützt, Energien, durch die man emotional gebunden ist, zu durchtrennen.

36. Ausgleich

Durch Ausgleich nährt der Überschuss den Mangel.

Mentale Ebene: Gibt es Bereiche in meinem Leben, in denen ich Mangel empfinde? Gibt es Bereiche, in denen ich das Gefühl habe, dass ich zu kurz komme?

Emotionale Ebene: Welche Situationen vermögen es, mich aus dem Gleichgewicht zu bringen?

Körperliche Ebene: In welchen Lebensbereichen sollte ich mir einen Ausgleich schaffen?

Ausgangsposition: Stehend

Position linke Hand:

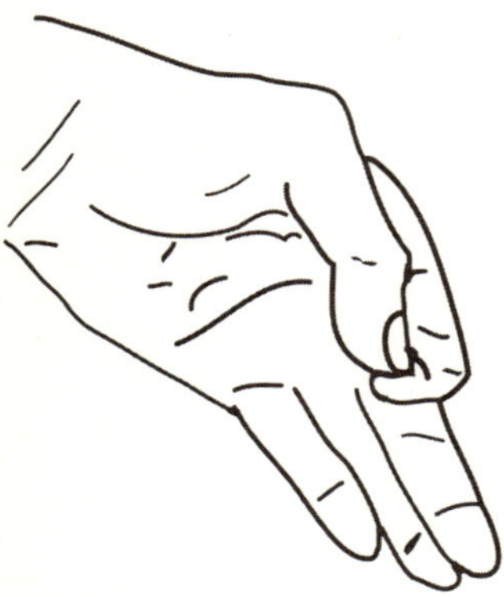

Daumen und Zeigefinger sind so zusammengeführt, dass sich die Fingerbeeren leicht berühren. Die anderen Finger sind leicht gestreckt, liegen eng beieinander und werden in dieser Position mit den Fingerspitzen an die rechte Leiste platziert.

Position rechte Hand:

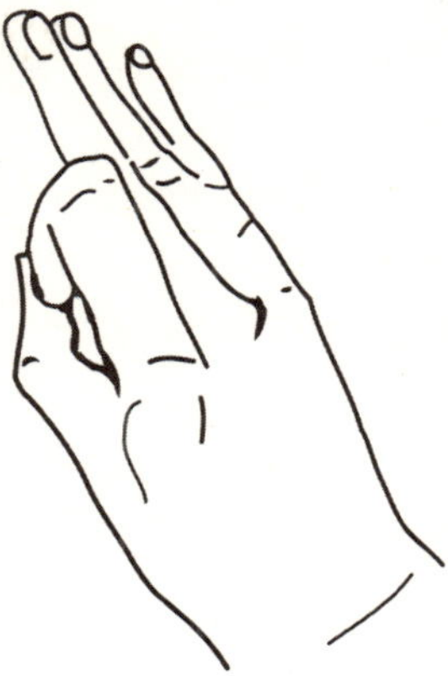

Die Fingerposition entspricht der linken Hand. Die Hand wird dabei mit den Fingerspitzen von Mittelfinger, Ringfinger und Kleinfinger in der Mitte unterhalb des linken Schlüsselbeins platziert.

Ein paar tiefe Atemzüge durch die Nase nehmen, durch den halb geschlossenen Mund wieder ausatmen. Dann die Position lösen und nachspüren. Reflexionen vom Anfang wiederholen. Was hat sich verändert? Die Übung kann beliebig oft oder bei Bedarf durchgeführt werden.

Anwendung: Hilft, das innere Gleichgewicht wiederzufinden. Balance, Ausgleich.

37. Schönheit

Schönheit liegt in der Natur aller Dinge.

Mentale Ebene: Kann ich meine eigene Schönheit erkennen?

Emotionale Ebene: Kann ich mich noch an den kleinen Dingen im Alltag erfreuen?

Körperliche Ebene: Finde ich meinen Körper schön, so wie er ist?

Ausgangsposition: Sitzend, Füße haben Bodenkontakt.

Position linke Hand:

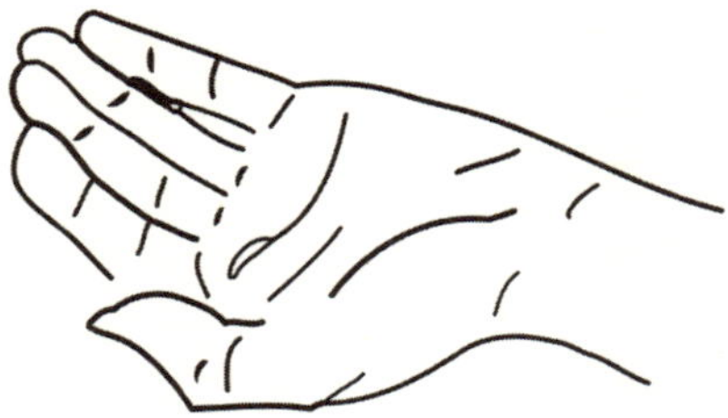

Die linke Hand wird wie eine Schale mit der Handfläche in Richtung Decke weisend auf den höchsten Punkt des Kopfes (Kronenchakra) gelegt.

Position rechte Hand:

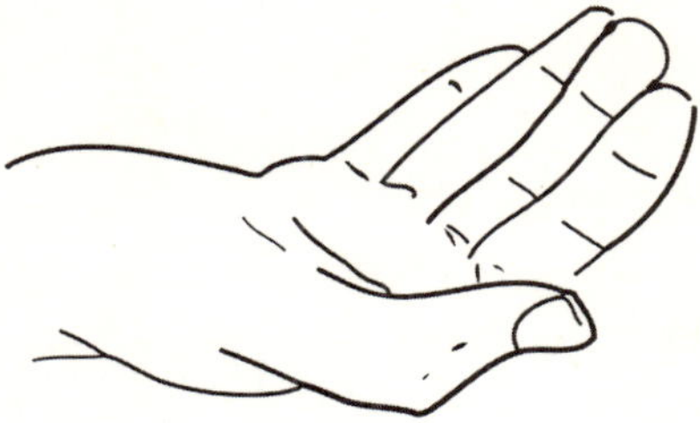

Die Fingerposition entspricht der linken Hand. Die Hand wird mit der Handfläche nach oben weisend wie eine Schale in der Mitte des Brustbeins (Herzchakra) platziert.

Ein paar tiefe Atemzüge durch die Nase nehmen, durch den halb geschlossenen Mund wieder ausatmen. Dann die Position lösen und nachspüren. Reflexionen vom Anfang wiederholen. Was hat sich verändert?

Die Übung kann beliebig oft oder bei Bedarf durchgeführt werden.

Anwendung: Hilft, einen liebevollen Zugang zu sich selbst herzustellen. Kontakt zur inneren Schönheit und Selbstakzeptanz.

38. Liebe

Aus der Sicht der Liebe erkennt man die Ursache der Wirkung.

Mentale Ebene: Welche Lebensbereiche möchte ich ändern? Was und wie kann ich selbst diese Veränderung herbeiführen? Habe ich die Tendenz, andere für meine Lebenssituation verantwortlich zu machen?

Emotionale Ebene: Kenne ich die Ursache bestimmter Verhaltensmuster von mir? In welchen Lebensbereichen reagiere ich empfindlich?

Körperliche Ebene: Trage ich genügend dazu bei, unbefriedigende Lebenssituationen zu verändern? Was kann ich selbst tun, um gewisse Lebenssituationen zu verändern? Habe ich die Tendenz, in eine Opferrolle zu fallen, oder nehme ich mein Leben selbst in die Hand?

Ausgangsposition: Sitzend, Füße haben Bodenkontakt.

Position linke Hand:

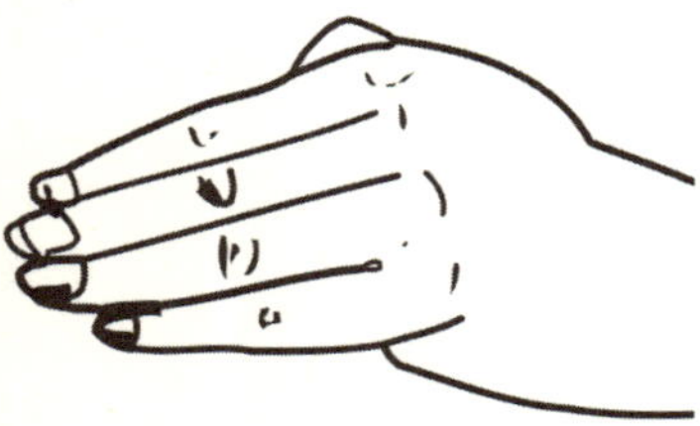

Die linke Hand wird wie eine Kuppe auf die Mitte des Brustbeins (Herzchakra) gelegt. Die Finger weisen dabei nach rechts.

Position rechte Hand:

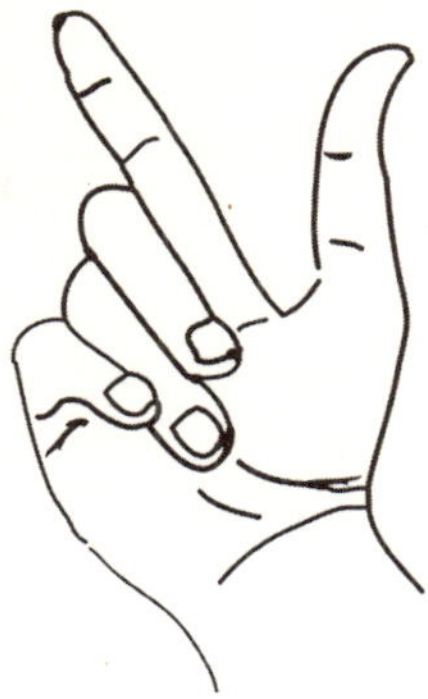

Die rechte Daumenkuppe kommt auf das geschlossene rechte Augenlid zu liegen. Die Zeigefingerkuppe wird sanft auf das geschlossene linke Augenlid gelegt.

Ein paar tiefe Atemzüge durch die Nase nehmen, durch den halb geschlossenen Mund wieder ausatmen. Innerlich mit einer Situation in Kontakt gehen, die man gerne verändern oder deren Ursache man erkennen möchte. Sich vor dem geistigen Auge die erlöste Form vorstellen und sich mit dem dazu verknüpften Gefühl verbinden. Dann die Position lösen und nachspüren. Reflexionen vom Anfang wiederholen. Was hat sich verändert? Die Übung kann beliebig oft oder bei Bedarf durchgeführt werden.

Anwendung: Diese Übung unterstützt dabei, einen liebevollen Blick für die Welt und sich selbst herzustellen. Sie unterstützt dabei, Situationen aus einer größeren Perspektive und Zusammenhängen erkennen zu können. Fördert das Verständnis über das Prinzip von Ursache und Wirkung.

39. Empfangen und geben

Wer von Herzen empfangen kann, kann auch von Herzen geben.

Mentale Ebene: Kann ich gut Geschenke oder Komplimente annehmen?

Emotionale Ebene: Ist es mir unangenehm, wenn ich beschenkt werde?

Körperliche Ebene: Gebe ich lieber, als dass ich annehme?

Ausgangsposition: Stehend

Position beide Hände:

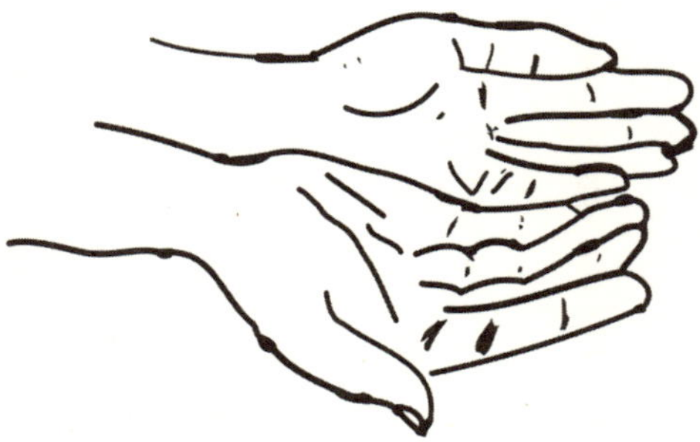

Beide Hände in einem Abstand, wie es angenehm ist, wie eine Schale nach vorne auf Höhe Brustbein(Herzchakra) halten. Die Ellbogen werden dabei seitlich am Körper angelegt. Die beiden Kleinfingerkanten berühren sich gegenseitig.

In dieser Position in eine empfangende Haltung gehen. Spüren, wie man vom Universum beschenkt wird.

Ein paar tiefe Atemzüge durch die Nase nehmen, durch den halb geschlossenen Mund wieder ausatmen. Dann die Position lösen und nachspüren. Reflexionen vom Anfang wiederholen. Was hat sich verändert?

Die Übung kann beliebig oft oder bei Bedarf durchgeführt werden.

Anwendung: Unterstützt das liebevolle Annehmen auf allen Ebenen.

40. Geduld

**In der Geduld liegt das Vertrauen,
dass alles zur rechten Zeit kommen wird.**

Mentale Ebene: Mit welchen Angelegenheiten gehe ich ungeduldig um?

Emotionale Ebene: Wie nehme ich mich selbst wahr, wenn ich ungeduldig bin?

Körperliche Ebene: Wie verhalte ich mich, wenn etwas nicht eintrifft, wann und wie ich es erwartet habe?

Ausgangsposition: Sitzend, Füße haben Bodenkontakt.

Position linke Hand:

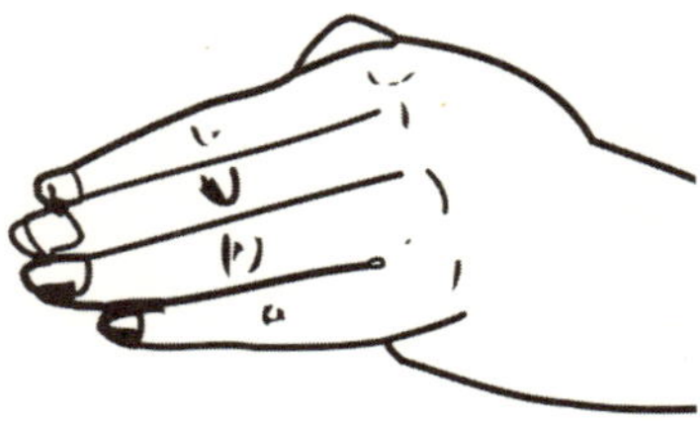

Die linke Hand wird – eine Kuppe bildend – locker auf den höchsten Punkt des Kopfes (Kronenchakra) gelegt. Der Handrücken weist in Richtung Decke.

Position rechte Hand:

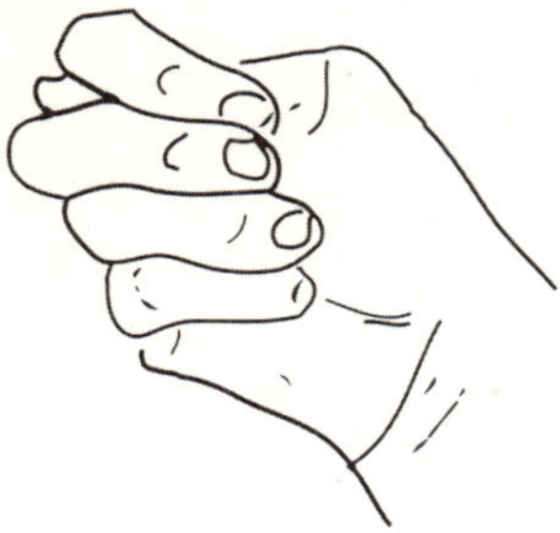

Der Zeigefinger wird über den Daumen gelegt, dieser wird zwischen Zeigefinger und Mittelfinger geklemmt. Die anderen Finger sind dabei leicht angewinkelt. Die rechte Hand wird in dieser Position in der Mitte auf den Hals (Halschakra) gesetzt. Die Daumenspitze schaut dabei nach vorne.

Ein paar tiefe Atemzüge durch die Nase nehmen, durch den halbgeschlossenen Mund wieder ausatmen. Die einkehrende Ruhe spüren. Reflexionen vom Anfang wiederholen. Was hat sich verändert?

Die Übung kann beliebig oft oder bei Bedarf durchgeführt werden.

Anwendung: Sie unterstützt, seine Ungeduld zu zügeln. Schenkt Entspannung und Ruhe.

41. Begeisterung / Leidenschaft

Begeisterung ist die treibende Kraft für Erfolg.

Mentale Ebene: Für was kann ich mich begeistern?

Emotionale Ebene: Was erfüllt mich mit Freude?

Körperliche Ebene: Gönne ich mir genug, diese Dinge zu tun, für die ich mich begeistern kann? Brauche ich für ein bestimmtes Projekt viel Energie? Lebe ich meine Leidenschaft aus?

Ausgangsposition: Sitzend, Füße haben Bodenkontakt.

Position linke Hand:

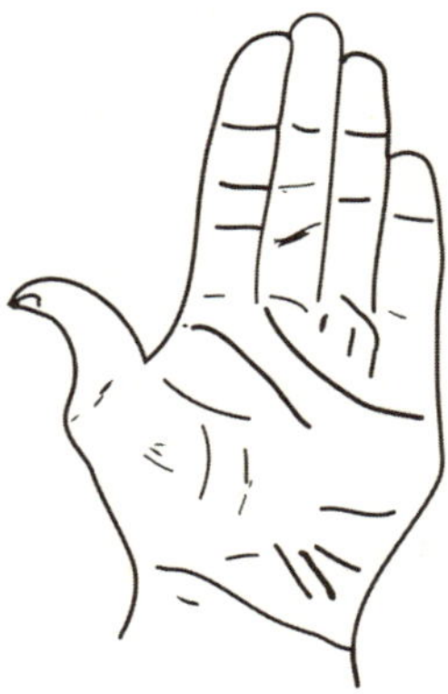

Die Hand wird flächig auf die Stirn gelegt (Stirnchakra), wobei die leicht gestreckten Finger in Richtung Decke weisen.

Position rechte Hand:

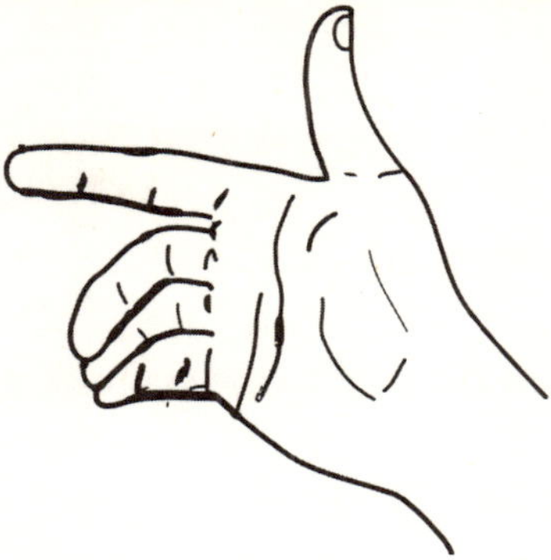

Mittelfinger, Ringfinger und Kleinfinger sind zusammengeführt und werden mit den Fingerspitzen auf den Bauchnabel platziert (Nabelchakra). Der Zeigefinger ist gestreckt, hat keinen Körperkontakt und weist nach links. Der Daumen wird seitlich etwas abgewinkelt.

Ein paar tiefe Atemzüge durch die Nase nehmen, durch den halbgeschlossenen Mund wieder ausatmen. Dann etwas nachspüren. Reflexionen vom Anfang wiederholen. Was hat sich verändert?

Die Übung kann beliebig oft oder bei Bedarf durchgeführt werden.

Anwendung: Aktivierung der Leidenschaft und Begeisterung. Wirkt bei Antriebslosigkeit. Unterstützung, Begeisterung und Leidenschaft umzusetzen.

42. Meditation

In der Meditation betrittst du den Tempel deines Selbst.

Mentale Ebene: Kann ich gut abschalten?

Emotionale Ebene: Haben meine Gefühle oft die Überhand über mich?

Körperliche Ebene: Bin ich bereit, jeden Tag fünf Minuten Zeit für mich zu nehmen?

Ausgangsposition: Sitzend, Füße haben Bodenkontakt.

Position linke Hand:

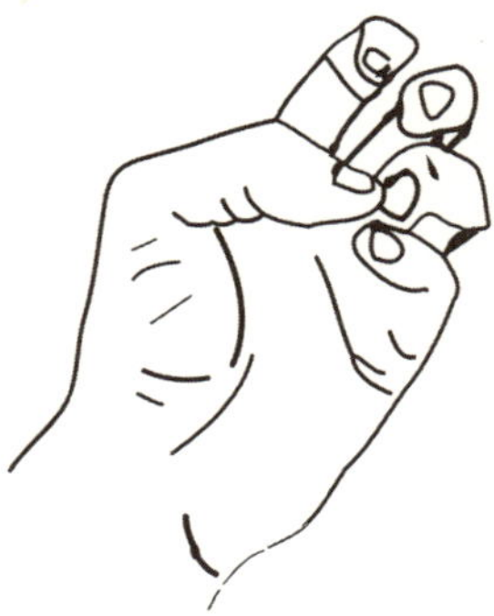

Daumen und Ringfinger werden so zusammengeführt, dass sich die Fingerbeeren leicht berühren. Die anderen Finger werden leicht angewinkelt. Die Kleinfingerseite kommt auf den Oberbauch (Solarplexus) zu liegen.

Position rechte Hand:

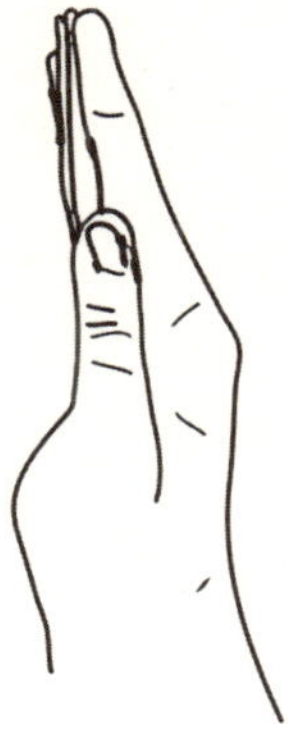

Die Daumenkante wird auf das Brustbein (Herzchakra) gelegt. Die gestreckten Finger weisen in Richtung Decke.

Ein paar tiefe Atemzüge durch die Nase nehmen, durch den halbgeschlossenen Mund wieder ausatmen. Dann etwas nachspüren und sich in den meditativen Zustand versenken. Reflexionen vom Anfang wiederholen. Was hat sich verändert? Die Übung kann beliebig oft oder bei Bedarf durchgeführt werden.

Anwendung: Entspannung kann angewendet werden, um jede Form der Meditation einzuleiten.

43. Reinigung

Reinigung ist die liebevolle Fürsorge, mit der wir uns jeglicher Belastung entledigen.

Mentale Ebene: Lasse ich mich leicht von anderen oder gewissen Menschen runterziehen?

Emotionale Ebene: Bin ich sensibel? Bin ich angreifbar?

Körperliche Ebene: Lasse ich vor dem Schlafengehen bewusst meinen Alltag los?

Ausgangsposition: Stehend

Position beide Hände:

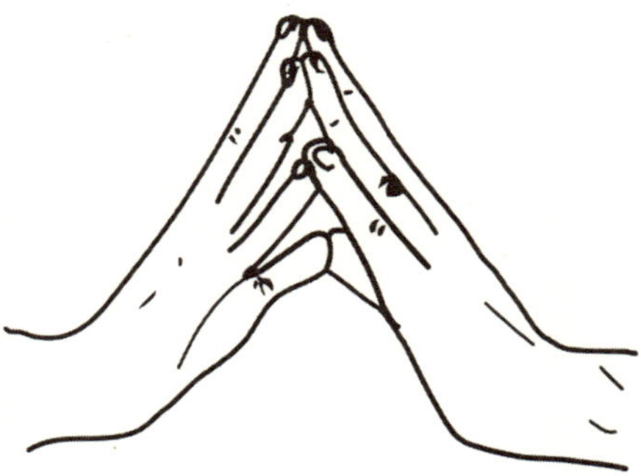

Mit beiden Händen eine Pyramide formen. Die Basis, welche die beiden Daumen bilden, kommen auf das Brustbein

(Herzchakra) zu liegen. Die gestreckten Finger weisen in Richtung Hals.

Ein paar tiefe Atemzüge durch die Nase nehmen, durch den halbgeschlossenen Mund wieder ausatmen. Nachspüren. Reflexionen vom Anfang wiederholen. Was hat sich verändert?

Die Übung kann beliebig oft oder bei Bedarf durchgeführt werden.

Anwendung: Reinigung auf körperlicher und geistiger Ebene. Ist abends vor dem Schlafengehen zu empfehlen und nach Besuch von großen Menschenansammlungen.

44. Einheit

In der Einheit heben sich die polaren Kräfte auf.

Mentale Ebene: Welche Situationen lassen mich nicht zur Ruhe kommen?

Emotionale Ebene: Welche Situationen bereiten mir Stress?

Körperliche Ebene: Kann ich gut entspannen?

Ausgangsposition: Sitzend, Füße haben Bodenkontakt.

Position beider Hände:

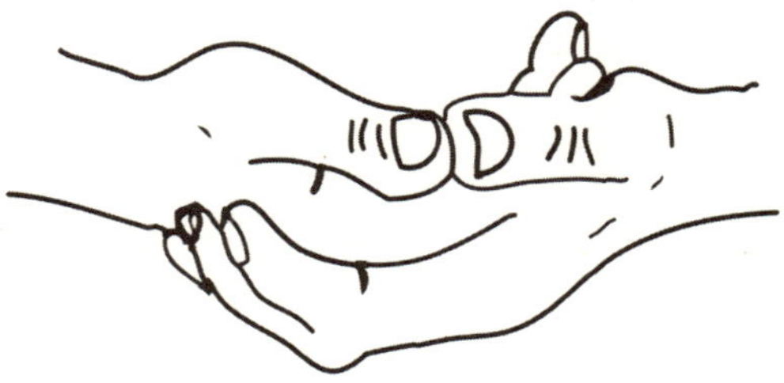

Die rechte Hand wird locker in die linke gelegt. Dabei berühren sich beide Daumen. Beide Hände werden in dieser Position locker in den Schoß gelegt.

Ein paar tiefe Atemzüge durch die Nase nehmen, durch den halbgeschlossenen Mund wieder ausatmen. Nachspüren. Reflexionen vom Anfang wiederholen. Was hat sich verändert?

Die Übung kann beliebig oft oder bei Bedarf durchgeführt werden.

Anwendung: Entspannung. Wellness für die Seele. Hilft, zu körperlicher und seelischer Ruhe zu kommen. Im Moment ist alles gut, wie es ist…

Weitere Bücher aus dem Verlag Via Nova:

Mein Yogaweg zur Quelle

Ein Tagebuch

Peter Wild

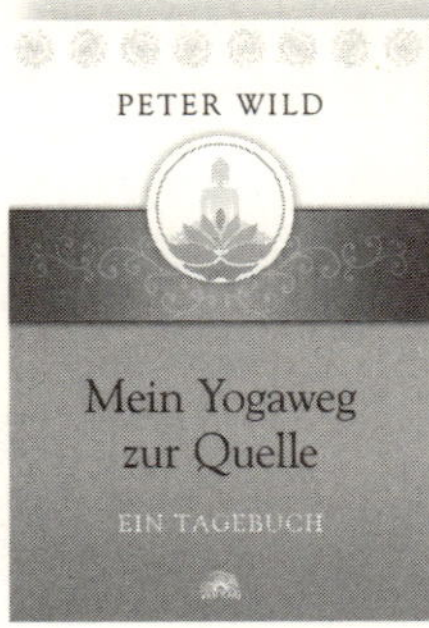

Paperback, 192 Seiten, ISBN 978-3-86616-322-5

Es gibt nicht allzu viele Menschen in der westlichen Welt, die wie Peter Wild seit vierzig Jahren Yoga praktizieren. Um so erfreulicher für alle, die sich auch auf dem Yogaweg befinden, wenn ein solch Erfahrener ein Tagebuch verfasst und uns teilhaben lässt an seinen persönlichen spirituellen Betrachtungen, Kontemplationen, Beobachtungen und Erkenntnissen. Immer mit ganzem Herzen dabei schreibt er von seiner täglichen Praxis, seinem inneren Suchen und Finden, seinem Erfülltsein, seinen Einsichten und Auseinandersetzungen. Peter Wilds Aufzeichnungen vermitteln ganz unmittelbar den großen Reichtum eines bewusst gewählten spirituellen Weges sowie die Freuden und den Nutzen der täglichen Praxis. Voller Tiefe und Leichtigkeit, beseelt, meditativ und alltagsbezogen ist das Buch eine Inspiration und Ermutigung für alle, die den Yogaweg gehen.

Yogatherapie und ganzheitliche Medizin

Vorbeugung und Heilung von Krankheiten

Remo Rittiner/Dr. med. Ingfried Hobert

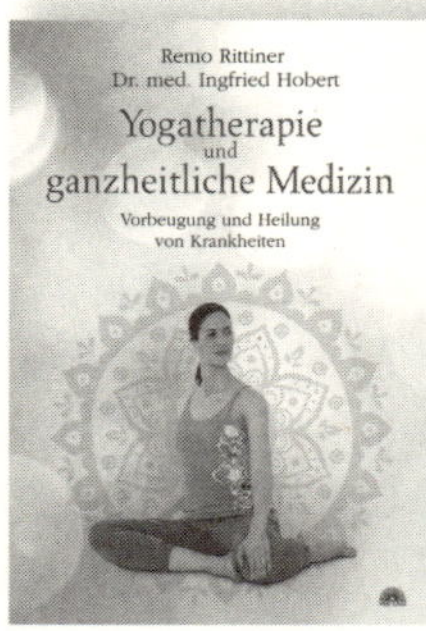

Paperback, 184 Seiten, 400 Fotos, ISBN 978-3-86616-302-7

Dieses Buch ist für all jene Menschen geschrieben, die an chronischen Krankheiten leiden und nach neuen Wegen der Heilung und Linderung ihrer Beschwerden suchen. Vor dem Hintergrund ganzheitlicher Psychosomatik haben der erfahrene Yogatherapeut Remo Rittiner und der naturheilkundliche Mediziner Dr. Ingfried Hobert diese spezifischen Yoga-Programme entwickelt, die sich schon bei vielen Patienten erfolgreich bewährt haben. Ob Hüftarthrose, Heuschnupfen oder Bandscheibenvorfall, ob Übergewicht, Depression oder Burnout, wer sich auf dieses Übungsprogamm einlässt, hat beste Chancen, seinen Gesundheitszustand ganz wesentlich zu verbessern. Die einzelnen Übungen sind in klarer und verständlicher Form mit vielen Fotos dargestellt und für jeden leicht zu erlernen.